다이어트
바이블

_____ 님께 드립니다.

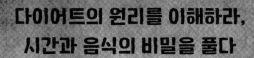

다이어트의 원리를 이해하라,
시간과 음식의 비밀을 풀다

다이어트 바이블

이기수

THE NEW DIET BIBLE

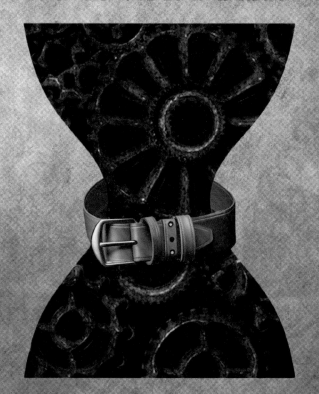

엠비오북스

CONTENTS

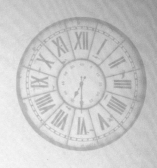

THE
NEW
DIET
BIBLE

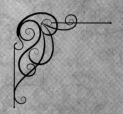
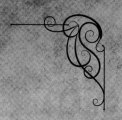

Chapter 01

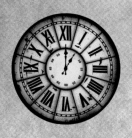

나는
다이어트
의지 박약아!

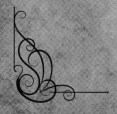

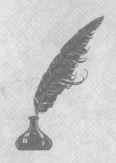

1. 다이어트 실패가 나의 잘못이 아닌 이유를 아는 것이 중요해요.

2. 다이어트는 식단과 운동만으로 불가능해요.
   신체의 원리를 이해해야 다이어트에 성공할 수 있어요.

3. 이 책은 신체를 이해하고 다이어트에 대한 동기를 부여하는 데 초점을
   맞추고 있습니다.

나는 다이어트 의지 박약아!

다이어트에 대한 새로운 시각을 제시하는 책의 여정에 오신 것을 환영해요.

많은 사람들이 하는 계획 중에 매번 실패하면서도, 또 계획하고 그리고 여러 번의 좌절을 맛보면서도 포기하지 않는 한 가지가 있죠! 바로 다이어트이죠.

'작심삼일'이라는 말이 절실히 와 닿는 순간이죠.

첫 며칠 동안은 신나게 시작했지만, 어느새 바쁜 일상에 휩쓸려 잊혀지고, 결국 의지력이 부족 하다고 스스로를 질책하게 되는 일.

그래서 "나는 왜 이렇게 의지가 약하지?"라는 질문을 스스로에게 던지곤 했죠.

하지만 여러분! 여기서 우리가 알아야 할 중요한 사실이 있어요.

여러분의 다이어트 실패는 결코 여러분의 잘못이 아닙니다!

다이어트는 단순히 의지력의 문제만이 아니거든요.

우리의 몸과 마음은 복잡하게 얽혀 있고, 특히 복잡한 신경회로, 그리고 장 속에 살고 있는 미생물 등등, 나를 조종하고 있는 것이 생각보다 많아요.

그러므로 우리가 실패한다고 해서 스스로를 비난할 필요는 없어요!

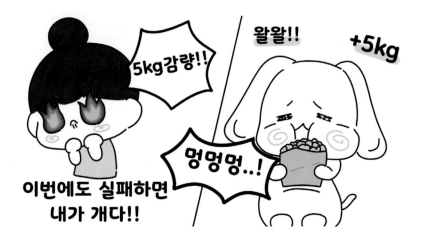

분명한 것은 다이어트를 하고자 마음을 먹었다면, 이 다이어트에 성공하기 위해서 내 몸을 명확하게 아는 것이 매우 중요해요.

나는 왜 작심삼일이 되는지, 그것을 알려면 결국 내 몸을 이해해야 합니다.

다이어트를 하다 보면 왜 이렇게 단것이 갈급해지는지, 그래서 "오늘만 먹고 내일부터 다이어트를 시작해야지"라며 무너지고, 이런 일이 며칠 동안 반복되다 보면, 자연스럽게 포기하는 나의 모습을 보게 되죠!

이런 모습의 나를 바라보며 결국 "나는 할 수 없어"라고 '자포자기'하게 되죠!

그러다 보면 결국 편한 방법을 찾아 의존하려고 하죠!

누군가 추천하는 다이어트 식품에 귀가 열리고, 다이어트 제품을 먹어서 다이어트를 한다든지, 또는 다이어트 전문 매장이나, 헬스장의 PT에 의존해 가면서 해결하려고 하는 나의 모습을 보게 되죠!

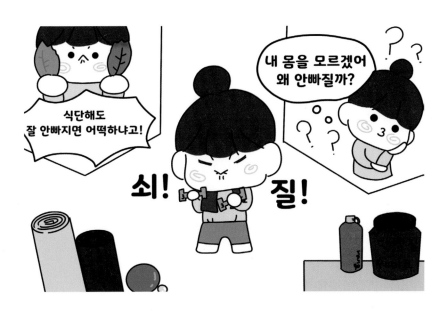

사진이나 영상을 보면 나도 그들처럼 살을 뺄 수 있을 것 같기도 하고요.

그러나 내 몸이 무엇 때문에 당을 갈구하는지를 이해하고, 어떻게 하면 이런 몸의 상태를 벗어날 수 있는지를 깨닫는 것이 더 중요하다는 것을 아시나요?

원리를 알고, 그 방법대로 몸을 바꿔 나간다면 나도 모르게 다이어트에 성공한 자신을 보게 될 수 있을 겁니다.

다시 말해서 이해하면 몸이 실천할 수 있게 바뀐다는 것이죠.

당연한 말 같지만 우리가 가장 깨닫지 못하는 영역이기 때문에, 모두가 다이어트에 실패하는 원인이 되고 있는 겁니다.

그렇기 때문에 이해한다는 것은 내 몸이 살이 찌는 원리를 알고, 또 그 해결 방법 또한 알고 있다는 이야기가 되는 것이니까요.

단순히 식단을 조절하고 운동을 하는 것만으로는 완벽한 결과를 기대하기 어렵다는 것을 분명히 알아야 해요.

우리의 몸은 많은 요인에 영향을 받기 때문에, 다이어트는 체계적이고 지속적인 접근이 필요한 거예요.

단기적인 목표에 집착하기보다는, 내 몸을 이해하고 음식을 섭취할 때, 몸의 변화를 느끼면서 그 원리에 따라 건강한 습관을 기르는 것! 이것이 다이어트의 진정한 성공의 열쇠라는 것을 꼭 알아야 다이어트에 성공할 수 있어요.

그래서 이 책에서는 내 몸을 먼저 이해하는 데 집중하고 있어요.

내 몸을 알게 되면 섭취하는 음식이 내 몸에 맞는지부터 생각하게 되고, 그렇게 되면 생각이 몸을 지배하면서 나의 '식습관'의 변화가 이루어지는 순서대로 바뀌게 되는 거죠.

간단히 정리하면 모든 것은 동기가 필요해요.

이 책에서 알려드리는 내용은 내 인체를 이해함으로써, 다이어트를 바라보는 관점이 바뀌게 되고, 이것이 다이어트를 향한 나의 동기가 되도록 이끌어준다고 이해하고 책을 읽어 나가시길 바랍니다.

이런 원리로 이 책을 읽으시면 분명히 다이어트에 성공하는 나를 보게 될 겁니다.

이제부터는 다이어트를 단순한 의지의 싸움이 아닌, 우리 몸을 이해하는 과정으로 살펴볼게요.

이 다이어트의 방법은 지난 10여 년간 수천 명이 성공한 스토리가 담겨 있는 방법이니까 꼭 성공할 거라 확신합니다.

이 책을 읽는 여러분은 혼자가 아니에요!

함께 이 여정을 걸어가며, 우리의 다이어트 목표를 이루어 봅시다!

THE
NEW
DIET
BIBLE

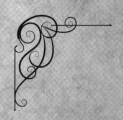
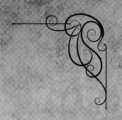

Chapter 02

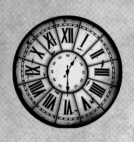

다이어트의 생명은
'식습관'인데,
'식습관'을 바꾸기가
너무 힘들어

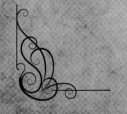

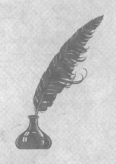

1. 나의 노력만으로 평생 해오던 식습관은 절대 바꿀 수 없어요.

2. 내 몸속 미생물에 의해 식습관이 정해져요. 장에 '좋은 균, 나쁜 균'이 있어요. 이 둘은 서로 많은 영역을 차지하기 위해 쉬지 않고 싸우고 있어요.

3. 미생물의 먹이인 '식이섬유'를 먹어서 장내 미생물의 균형을 잡아줘야 식습관이 바뀔 수 있어요. 이 미생물의 먹이인 식이섬유를 '프리바이오틱스'라고 해요.

다이어트의 생명은 '식습관'인데, '식습관'을 바꾸기가 너무 힘들어

다이어트 여정에 함께 동참하신 여러분을 환영해요!

이번에는 우리의 '식습관'에 대해 이야기해볼까요.

여러분, 살이 찌는 이유가 무엇일까요?

모두가 잘못된 식습관이라고 이야기해요. 물론 운동 부족도 지적하고 있지만, 잘못된 식습관이 원인이라는 사실을 모르는 사람은 없어요.

물론 이 책을 읽고 있는 여러분도 당연하다고 생각하시죠?

그렇다면 우리의 이런 식습관은 어떻게 만들어지는 것일까요?

우리의 식습관은 태어나면서부터 차츰차츰 쌓여가며 만들어진 무형의 우리 몸의 일부와도 같은 거예요.

부모님과의 식사, 친구들과의 소소한 만남, 그리고 결혼 후에 사랑하는 사람과 함께 나누는 식사까지!

이렇게 다채로운 경험들이 모여 나만의 식습관을 형성하게 되는 거죠.

그런데 여기서 매우 중요한 사실이 한 가지 있어요!

우리의 몸속에는 나와 공생하는 미생물들이 살고 있다는 거예요.

우리 몸의 미생물에 대해서는 들어 보신 적이 있나요?

혹시 '마이크로바이옴'이라고 들어 보셨나요?

요즘은 방송에서 많이 다루고 있는 주제라 한 번쯤은 들어 보셨으리라 생각해요.

마이크로바이옴 ⇨ 미생물

간단하게 이것들을 정리해 보면, 내 몸속에 나와 함께 살고 있는 아주 작은 녀석들이라는 거예요. 놀라셨나요? 그럼 이런 질문을 해 볼까요?

내 몸의 주인은 나일까요? 아니면 미생물일까요?

한 번에 답하실 수 있나요?

저도 어려운 부분입니다.

나와 함께 내 몸에서 살고 있는 이 미생물들이 내 몸을 통해서 하는 모든 작용들, 이렇게 나와 공생하며 내 몸을 지키기도 하고 해하기도 하는 모든 미생물들의 생태계를 '마이크로바이옴'이라고 생각하면 됩니다.

그런데 다이어트를 이야기하면서 미생물을 이야기하니까 좀 뜬금없는 것 같죠!

그러나 깊이 알게 되면 우리가 다이어트에 성공하기 위해서는 이 미생물에 대해서 먼저 정확히 알 필요가 있다는 것을 느끼게 되실 거예요.

미생물이 다이어트의 핵심인 이유는 우리의 식습관이 이 미생물에 의해서 형성되기 때문이에요. 무슨 말일까요? 좀 이해가 안 가는 부분이죠!

식습관이 미생물에 의해서 형성된다니….

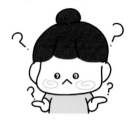
월 먹고 있어요?

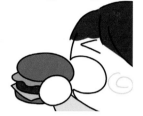
내가 좋아하는거?

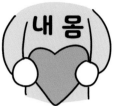
내 몸이 좋아하는거?

우리 몸에는 미생물들이 없는 곳이 없어요.

그중에서도 장에 가장 많은 녀석들이 살고 있어요.

인체에 살고 있는 미생물 중 70%가 장에 있으니까요.

우리 장 속에 살고 있는 미생물은 크게 좋은 균, 나쁜 균으로 구분돼요.

물론 박쥐 같은 중간균도 있지만, 여기서 중요한 것은 이 좋은 균과 나쁜 균은 내 몸속에서 무엇을 하고 있는가예요.

여러분 혹시 어릴 때 '땅따먹기' 놀이해 본 적 있으세요.

제가 어릴 때는 땅따먹기가 대표적인 놀 거리 중 하나였어요.

그런데 우리 몸속에 미생물들이 쉬지 않고 이런 땅따먹기를 하고 있어요.

무슨 말이냐고요?

쉽게 이야기하면 몸속에 좋은 균과 나쁜 균이 서로 싸우면서 장 속의 영역을 자신들이 더 점령하려고 쉬지 않고 싸우고 있다는 이야기예요.

그런데 이 싸움의 승자는 바로 '우리가 무엇을 먹느냐'에 따라 결정된다는 것이에요.

예를 들어, 내가 달콤한 초콜릿이나 치킨, 피자 등 인스턴트식품을 자주 먹게 되면 나쁜 균이 힘을 얻고, 반대로 신선한 과일이나 채소를 먹으면 좋은 균이 힘을 얻는다는 이야기이죠.

이 싸움에서 어느 쪽이 더 많은 숫자를 갖고 있는지가 승패를 가늠해요.

좋은 균이 늘어나면, 그 친구들은 식이섬유와 같은 "건강한 음식을 먹어보자!"라고 나에게 외치고, 나쁜 균이 늘어나면 "Junk Food를 계속 먹자!"라고 말하는 거죠.

결국, 나의 입맛은 이 미생물들의 싸움에 의해 결정된다고 할 수 있어요!

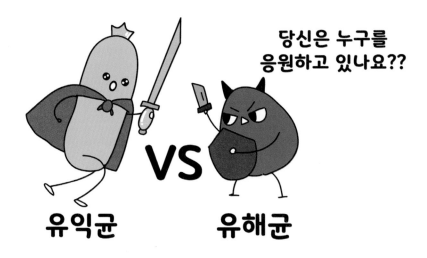

전쟁에서 군량미가 매우 중요하죠.

그런데 이 군량미를 적군에게 열심히 보급해 주고, 실제 아군에게는 군량미를 보급하지 않고 굶기게 된다면 이 전쟁의 승자는 누가될까요?

그러므로 우리가 먹는 음식은 매우 중요해요.

누가 좋아하는 음식을 먹는지에 따라 다른 반대편은 약해지니까요.

그런데 내가 만약 나쁜 균이 좋아하는 음식을 수십 년간 먹었다고 생각해 봐요.

우리의 장 속에는 나쁜 균들이 넘쳐나겠죠.

그럼 이 나쁜 균들은 자신들이 좋아하는 음식을 먹고 엄청나게 번식하고 늘어나게 되겠죠!

그렇게 되면 자신들이 좋아하는 음식을 더 먹으려고 할 테고, 결국 우리에게 자신들이 좋아하는 Junk Food를 쉴 새 없이 갈구하게 되겠죠!

우리는 우리가 좋아하는 음식을 먹는다고 착각하고 있지만, 실제로는 우리 몸속에 있는 미생물이 좋아하는 음식을 먹고 있다는 거예요.

이런 것들이 오랜 기간 쌓이게 되면, 우리 몸은 매일 먹던 것을 습관적으로 먹게 되고, 그러면서 식습관이 고정되는 거예요.

이렇게 쌓인 식습관! 짜고 맵고 달고, 단짠단짠이라고들 하죠!

이런 식습관이 자리한 지도 아마 오랜 시간이 되었을 거예요.

그렇기 때문에 우리의 식습관을 바꾸기가 쉽지 않은 거죠.

이 식습관을 바꾸려면 먼저 미생물을 바꿔야 하는데, 닭이 먼저인지, 달걀이 먼저인지 헷갈리는 상황이죠.

그러나 걱정하지 마세요.

이 책을 읽어 나가면서 좋은 미생물을 바꾸는 방법을 알게 될 테니까요.

결론적으로, 다시 짚어 드리면 다이어트의 생명은 식습관이에요.

그리고 그 식습관을 바꾸기 위해서는 우리 몸속에서 좋은 균이 늘어나도록 도와줘야 해요!

프로바이오틱스는 식이섬유를 좋아해

우리 몸에 공생하는 미생물도 먹어야 살 수 있답니다.

그럼 좋은 미생물들은 무엇을 먹고 살아갈까요?

여러분 '프로바이오틱스'라고 들어 보셨죠?

이 프로바이오틱스가 좋은 균인데 이런 균들이 우리 장에 살고 있고, 이 균들이 좋아하는 음식이 바로 '식이섬유'입니다.

이런 식이섬유를 프리바이오틱스라고 이야기한답니다.

야채류, 과일류 등 이런 것들이 좋은 균에게 먹이가 되고, 이것을 먹은 미생물들이 점점 그 수가 늘어나게 되는 원리예요. 아셨죠!

좋은 균이 늘어나는 방법은 미생물의 먹이를 먹어야 한다는 것.

어려서부터 식이섬유를 먹어야 한다고 했는데 이런 이유가 있었네요.

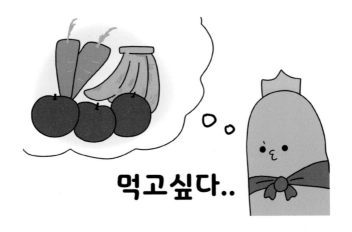

먹고싶다..

음식을 선택할 때, 어떤 균을 더 응원하고 키워줄 것인지 생각해 보세요.

여러분의 작은 선택이 큰 변화를 만들 수 있답니다!

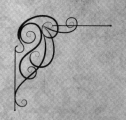
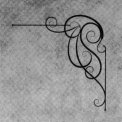

Chapter 03

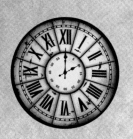

요요가
무서워서
다이어트를 못 해

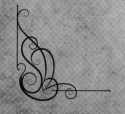

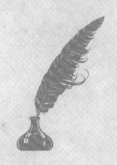

1. 다이어트를 나의 노력으로 참아내는 것은 결국 '요요현상'을 만들어낼 수밖에 없어요. 나의 노력은 요요만 부추겨요.

2. 탄수화물은 우리 몸의 주 에너지원이므로 완전히 끊는 것은 불가능해요. 지금까지의 방식을 벗어나야 합니다.

3. 다이어트는 단순한 체중감량이 아니에요. 바로 몸속의 독소를 빼는 일이에요.

4. 왜 살이 찌는지를 아는 것이 중요해요. 몸을 알아가는 다이어트가 요요를 없앨 수 있어요.

요요가 무서워서
다이어트를 못 해

다이어트 여정의 세 번째 단계에서는 다이어트의 적, 바로 요요에 대해 이야기해 볼 거예요.

요요는 정말 무서운 존재예요.

여러분, 요요가 무엇인지 아시나요? 모르는 분은 없겠죠!

요요는 간단히 말해서 체중 감소 후 다시 원래 체중으로 돌아가는 현상을 말해요.

아니 이전보다 더 살이 찌는 경우도 많이 있죠!

마치 요요처럼 위아래로 왔다 갔다 하는 거죠.

"나는 이번엔 정말 성공할 거야!"라고 다짐했지만, 결국 요요의 덫에 걸려버리는 순간, 이것이 모두가 겪는 슬픈 현실이랍니다.

여러분이 다이어트를 결심하고 헬스장에서 '단백질' 음료를 마시고, 맛없는 닭 가슴살을 억지로 먹으며 인내를 다지고 있을 때, 사실 그건 요요를 초대하는 길이라는 걸 아시나요?

나의 노력으로, 그리고 인내로, 다이어트를 하려는 그 의지가 요요를 불러오고 있다는 사실!

이 얼마나 아이러니한 일인가요?

그 이유는 바로 '먹는 것을 참아야 한다'는 압박감 때문이에요.

단백질 음료와 닭 가슴살로만 다이어트하는 것은 정말 힘든 일이죠.

그러다 보면 어느 순간 "아, 이젠 그만할래!"라는 마음이 들고, 결국 폭식으로 이어지는 경우가 대부분이죠!

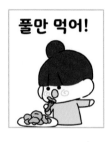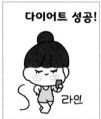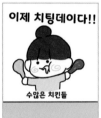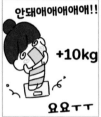

이건 마치 자전거를 타다가 넘어지는 것과 같아요.

한 번 넘어지면 다시 일어나기가 쉽지 않죠.

그리고 또 한 가지! 우리 몸은 탄수화물을 간절히 원해요.

탄수화물이 살을 찌게 만든다고 내 몸이 원하는 탄수화물을 완전히 끊고 살 수 있을까요?

절대 불가능하답니다!

탄수화물은 우리 몸의 주 에너지원이니까요.

그걸 계속 참는 것은 불가능한 일이죠!

이런 강제적인 다이어트는 결국 '작심삼일'로 귀결되기 쉽죠.

처음에는 열심히 해보지만, 시간이 지나면서 지쳐버리고, 결국 원래의 생활습관으로 돌아가게 되는 거예요.

이전 내용에서 이야기했듯이 나의 식습관이 미생물에 의해서 고착되어 있는데 나의 의지로, 나의 노력으로 몸을 돌려보려 하려다가는, 그것에 나를 지치게 만들게 되고, 이렇게 지치게 되면 "에라 모르겠다. 오늘만 먹고 내일부터 다이어트해야지"라고 생각하게 되는 거죠.

그런데 이런 일이 내일, 또 내일로 미뤄지고 이런 것이 반복되면서 결국 포기로 이어져서 이전보다 더욱 폭식을 하게 됩니다.

결국 내 몸은 지방이 더욱 늘어나는 요요현상이 발생하게 되는 거죠.

다시 말하지만 결론적으로, 왜 살이 찌는지를 아는 것이 정말 중요해요!

우리 몸이 어떤 원리로 작용하는지 이해하게 되면, 요요의 덫을 피할 수 있는 방법도 우리 안에서 깨닫게 됩니다.

그러므로 여러분, 다이어트는 단순한 체중감량이 아니라는 것을 알아야 해요.

다이어트는 몸과 마음의 건강을 모두 아우르는 과정이에요.

그러니 요요를 두려워하지 말고, 올바른 방법으로 천천히 함께 나아가 봅시다!

자, 그럼 "요요를 피하기 위해 어떤 방법이 있을까?" 또는 "다이어트와 건강한 식습관을 동시에 유지하는 방법은 무엇일까?" 같은 질문을 자신에게 해보세요!

자 이제 해답의 여정으로 들어가 볼까요!

THE
NEW
DIET
BIBLE

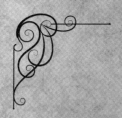

Chapter 04

난 왜 살이 찔까?

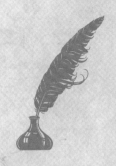

1. 비만은 탄수화물을 과하게 먹을 때 생겨요. 탄수화물을 과식하게 되면, 에너지로 쓰고 남는 것은 '지방으로 바꿔서 저장'되기 때문이에요.

2. 유전자는 살이 찌는 것에 영향을 줄 수 있지만, 식습관을 바꾸면 그 유전자를 뛰어넘을 수 있어요.

3. 잘못된 식습관으로 장내 미생물의 불균형이 생기면 '뚱보균(비만균)'이 생겨요.

4. 뚱보균'은 우리가 먹는 음식을 빠르게 지방으로 바꾸도록 유도해요.

5. '뚱보균'은 '배불러호르몬'을 억제하고, '배고파호르몬'을 활성화해요.

난 왜 살이 찔까?

여러분, 다이어트 여정에 들어서면서 가장 먼저 생각해야 할 질문이 있어요.

"나는 왜 살이 찔까?"

이 질문은 단순해 보이지만, 그 답은 정말 깊이 있고 복잡해요.

자, 그럼 함께 살이 찌는 대표적인 이유들을 살펴보죠!

A. 탄수화물, 우리의 친구이자 적!

탄수화물은 에너지의 원천이자 우리 몸에 없어서는 안 될 꼭 필요한 친구죠.

그런데 이 친구가 살을 찌우는 '적'이 되기도 한답니다.

과연 이 친구가 왜 살을 찌우는 주범이 될까요?

바로 '과다 섭취' 때문이에요!

여러분, 탄수화물은 우리 몸에서 쉽게 소화되고 에너지로 전환되지만,

그 에너지가 필요 이상으로 많아지면 어떻게 될까요?

에너지가 넘쳐나면 우리가 먹은 탄수화물은 더 이상 에너지를 만들지 않고, 지방으로 저장되기 시작해요! (지방으로 저장되는 원리는 뒤쪽에 상세하게 설명합니다.)

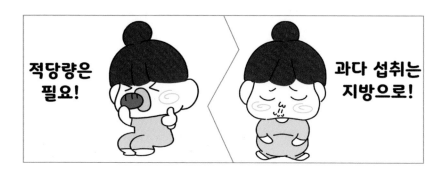

상상해 보세요.

여러분이 맛있는 파스타를 한 접시, 두 접시 먹었다면?

그리고 또 쉬지 않고 빵 같은 간식을 섭취한다면, 이렇게 먹은 당분들은 모두 어디로 가게 될까요?

모두 에너지로 만드는 데 사용될까요? 절대 그렇지 않습니다.

우리가 먹기도 많이 먹지만, 더 큰 문제는 운동 또한 하지 않는다는 거죠!

모두가 공감하는 부분이지만 정말 쉽지 않은 부분이죠.

회사에서도 집에서도 책상이나 소파에 앉아서 일을 하고 생활할 때가 대부분이기 때문이죠.

이런 생활 속에서 우리 몸에서 만든 에너지를 우리는 생활속에서 온전히 잘 사용하고 있을까요?

그렇지 않아요.

그럼 우리가 이렇게 지속적으로 먹은 탄수화물은 모두 에너지로 만들지 않고 남은 잉여 '포도당'은 도대체 어디로 이동하는 걸까요?

바로 여러분의 허벅지, 뱃살로 이동해서 지방으로 변신하게 되는 거죠.

그러니 탄수화물도 '적당히'가 매우 중요하답니다!

B. 유전자의 힘!

여러분은 "살이 찌는 것이 유전은 아닐까?"라는 생각을 해 보신 적이 있나요?

맞아요, 유전자의 영향도 무시할 수 없답니다!

어떤 사람들은 유전적으로 지방을 저장하기 쉬운 체질을 가지고 있어요.

이는 신진대사 속도나 지방 분해의 효율성 등이 다르기 때문이에요.

그래서 어떤 사람은 나보다 더 잘못 먹는 거 같은데, 그리고 더 많이 먹는 거 같은데 나보다 살이 덜 찌는 것을 보면 왠지 기분 나쁘기도 해요.

누군 아무리 먹어도 살이 안 찌고, 난 물만 먹어도 살이 찌고⋯.

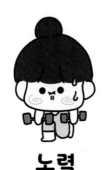

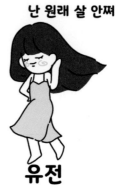

난 원래 살 안쪄

다이어트

노력   유전

그렇지만, 여러분! 유전자가 모든 것을 결정짓는 건 아니에요.
우리의 선택이 그 유전자를 뛰어넘을 수 있다는 사실!

C. 뚱보균! 우리 몸속! 숨은 적과의 전쟁

현대 사회에서 우리의 몸은 끊임없는 스트레스와 불규칙한 생활 패턴
에 노출되어 있어요.

이런 환경 속에서 '뚱보균'이라는 미생물이 조용히 우리의 몸속에서 번
식하고 있다는 사실을 아시나요?

뚱보균은 지방 세포를 증가시키며, 체중 증가의 주범으로 알려진 미생
물이에요.

한 번쯤 이 뚱보균에 대해 들어본 적이 있을 거예요.

똥보균은 왜 생기는 것일까요?

우리 몸은 음식을 소화해서 에너지를 만들게 되는데 남는 잉여 포도당은 백업용으로 저장하게 되죠.

하지만 지나친 스트레스, 불균형한 식습관, 운동 부족이 겹치면 장내 미생물의 불균형이 찾아오게 되고, 그렇게 되면 이 미생물들의 불균형이 똥보균을 만들어요.

이렇게 똥보균이 활성화되면 섭취한 음식물을 지방으로 쌓도록 이 똥보균이 유도하는 거죠!

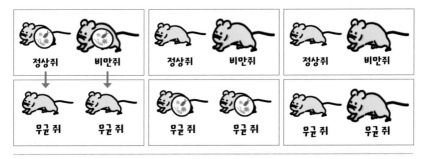

똥뚱한 쥐와 날씬한 쥐의 미생물을 각각 무균 쥐에 이식하고, 동일한 음식과 운동을 시킨 후 그 결과를 보았을 때 똥뚱한 균을 받은 무균 쥐는 날씬한 쥐에 비해 살이 찌는 현상이 나타났어요. 결국 미생물이 살을 찌게 만들었다는 내용입니다.

이뿐 아니라 똥보균은 배부르다는 우리 몸의 신호를 억제하고, 배고프다는 신호를 활성화시켜서 더욱 많이 먹게 만드는 거예요.

똥보균! 생각만 해도 다이어트의 적이죠!

똥보균을 없애기 위해서는 전략적인 접근이 필요합니다.

미생물에 대한 가장 중요한 접근법은 이전에 내용에서 다뤘듯이 좋은 균과 나쁜 균 중에 누구에게 군량미를 지원하는가에 있어요.

식단을 재조정해야 한다는 것이죠!

가공식품의 식단을 식이섬유로 체인지하는 것이 뚱보 균을 없애는데 매우 중요해요.

이러한 변화는 뚱보균의 자원을 줄여줄 뿐만 아니라, 몸의 대사를 정상화시켜가도록 만들게 되는 거죠!

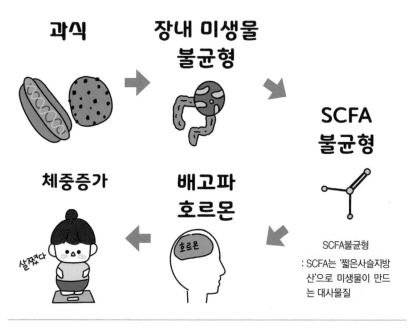

과식 → 장내 미생물 불균형 → SCFA 불균형

체중증가 ← 배고파 호르몬 ← SCFA 불균형

살쪘다

호르몬

SCFA불균형
: SCFA는 '짧은사슬지방산'으로 미생물이 만드는 대사물질

고지방 식단은 장내 미생물의 불균형으로 나타나고, 이는 짧은사슬지방산의 불균형이 됩니다. 이로 인해 배고파호르몬이 활성화되면서 체중이 증가하는 원리입니다.

다시 말해서 장내 미생물의 균형을 잡는 거라고 생각하면 이해가 쉬울 거예요.

궁극적으로 장내 미생물의 균형이 뚱보균을 없애는 것뿐 아니라 우리 몸을 건강하게 만드는 방법인 거죠!

결국, 뚱보균과의 전쟁은 단순한 체중 감소를 위해서 뿐 아니라 건강한 삶을 위해서도 지속적인 노력을 해야 할 필요가 있어요.

그렇게 하려면 내 몸을 이해하는 것이 수반되어야 해요.

이 부분은 수없이 강조해도 부족하지 않아요.

그 이유는 내 몸을 아는 것이 나의 몸을 바꾸는 동기부여가 되기 때문이니까요.

이 책에서는 여러분이 어떤 음식을 먹을 때, 여러분의 몸이 어떻게 작동하고, 또 어떻게 변화하는지를 조금 더 쉽게 다가가려고 했어요.

의학용어가 까다롭고 어려워서 쉽게 해석하려는 노력이 곳곳에 보일 겁니다.

음식이 여러분의 체중과 건강에 미치는 영향을 이해하게 된다면, '왜 살이 찌는지'에 대한 명확한 답을 찾을 수 있을 거예요.

그러니, 이 여정을 통해 여러분 스스로의 몸과 마음을 이해하고, 건강한 습관을 만들어 가길 바랍니다.

THE
NEW
DIET
BIBLE

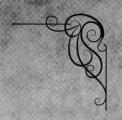

Chapter 05

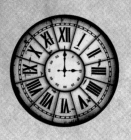

'디톡스'가
다이어트라고?

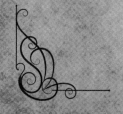

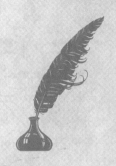

1. 다이어트는 몸속 독소를 제거하는 거예요. 우리 몸속에서 제거해야 할 독소는 대표적으로 활성산소, 염증, 노폐물, 장 독소, 혈액독소, 장기의 독소 등이 있어요.

2. '활성산소'는 에너지를 만드는 과정 중에 생겨요. 산소를 소비하면서 '이산화탄소'와 '활성산소'가 생겨나요.

3. 근육을 만들 때 '노폐물'이 생기는데 그 노폐물이 '크레아티닌'이고, 신장에서 소변으로 배출돼요.

4. 장내 미생물의 균형이 무너지면, 이로 인해 장벽이 무너져서 혈관에 독소들이 침투하게 돼요.

5. 술이 '지방간'을 만드는 이유는 술을 분해할 때 생기는 '아세토알데히드' 때문이에요.

6. 단백질(고기 등)에는 '질소'가 있는데, 이것이 간에서 '암모니아'로 전환되고 '요산'으로 바꿔서 소변으로 배출해요.

7. 암세포는 독소가 쌓인 결과물로 유전적 요인, 환경적 요인, 잘못된 식습관 등이 원인이에요.

'디톡스'가 다이어트라고?

여러분! 이번 장에는 다이어트의 비밀 무기, 바로 '디톡스'에 대해 이야기해 보려고 해요.

디톡스라는 단어, 많이 들어 보셨죠?

그럼, 디톡스가 도대체 뭐길래 다이어트와 연결될까요?

한 번 재미있게 디톡스에 대해 풀어봐요

A. 디톡스란?

디톡스는 '내 몸의 독을 빼는 것'을 의미해요.

우리가 매일 먹고 마시는 것들, 심지어는 공기까지도 우리 몸에 독소를 쌓이게 할 수 있답니다.

마치 쓰레기통이 가득 차면 더 이상 쓸 수 없듯이, 우리 몸도 독소로 가득 차면 우리 몸이 제대로 작동하지 않는 원리와 같죠.

그래서 우리 몸속에 독소를 빼내 주는 디톡스가 다이어트의 핵심입니다.

B. 우리 몸에 쌓인 독소들은 어떤 것이 있을까요?

우리는 종종 다이어트를 '적게 먹기'로 이해하곤 하죠.

하지만 진짜 다이어트는 '독소를 빼는 것'이랍니다!

몸속에 쌓인 독소들이 내 몸의 균형을 무너뜨리고 지방층을 쌓이게 해서, 체중감량을 방해하는 주범이 되니까요.

그렇다면, 우리 몸에는 어떤 독소들이 있을까요?

| 활성산소 |

활성산소는 에너지를 만들 때 생기는 작은 악당이에요!

우리 몸에서 에너지를 만드는 과정을 생각해 보세요.

우리가 먹은 탄수화물은 소화과정을 거쳐서 '포도당'이 됩니다. (이 부분은 학교 다닐 때 모두 배우셨죠. 오래되면 잊어버릴 수도 있어요.)

소화의 과정을 통해 포도당으로 분해되면 이 포도당은 세포로 이동해서 산소와 세포 속에서 만나게 됩니다.

그래서 우리 몸의 에너지원을 만들게 되는 거예요!

이 에너지원이 있어야 우리가 '물질대사'를 하며 살 수가 있는 겁니다.

그런데 이렇게 산소가 사용되어서 에너지를 만들어 낼 때, 이 산소는 이산화탄소로 바뀌게 돼요.

이렇게 이산화탄소로 바뀌는 과정에서 이 중 일부가 '활성산소'로 바뀌는 거예요.

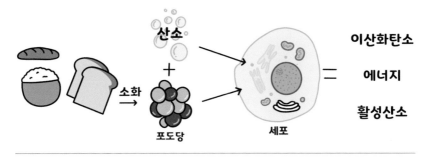

에너지를 만드는 과정에서 산소는 이산화탄소와 활성산소를 만들어 냅니다.

이렇게 만들어지는 활성산소는 우리 몸에 필요한 역할을 하죠.

우리가 나쁘게만 알고 있는 활성산소는 인체 면역 시스템의 '전사' 역할을 해요!

우리 몸에 들어온 병원균(바이러스나 세균)을 공격하는 데 도움을 주는 필요한 물질이죠.

활성산소에 의해 우리 몸의 면역 세포가 더 잘 작동하도록 도와주는 거죠. 그러나 문제는 우리가 과식을 할 경우이죠!

우리가 과식을 한다는 소리는 에너지를 과도하게 많이 만든다는 이야기와 같아요.

그러면 필요 이상으로 활성산소가 많이 만들어지겠죠!

이때부터 이 활성산소는 악당으로 돌변하는 거예요.

이들은 세포를 공격해 노화를 촉진하고, 건강을 해치며 암세포를 만드는 데도 중요한 역할을 하게 돼요.

마치 아이들이 파티를 벌일 때, 정리 안 된 방처럼 세포를 엉망으로 만들어 놓죠!

|염증|

염증은 사과 반쪽을 잘라 놓으면 불과 몇 시간만 지나도 '갈변현상'이 일어나죠.

이런 갈변현상이 내 몸에도 일어나는 것, 이것을 염증 반응으로 이해하면 돼요.

염증은 다양한 원인에 의해 발생하는데, 감염, 부상, 알레르기 반응, 자가면역 질환, 만성적인 염증 등 다양한 상황에서 나타날 수 있어요.

염증은 크게 급성과 만성으로 나뉘어요.

급성염증은 우리 몸의 자연적인 방어 메커니즘 중 하나이지만, 만성적인 염증은 다양한 질병의 원인이 될 수 있어요.

이런 염증이가 만성상태로 지속하게 되면 이것이 우리 인체의 모든 질병이 시작되는 거예요.

이런 염증을 억제하는 기전이 우리 몸에는 많이 있어요.

이 염증을 없애는 방법의 핵심이 바로 디톡스예요.

결론적으로 디톡스를 하게 되면 몸속의 염증도 없어지게 되므로 다이어트는 보너스인 셈이 되는 것이죠.

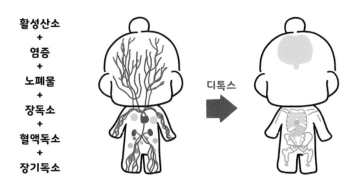

| 세포 내 노폐물 |

우리 몸의 세포 안에서도 쌓이는 찌꺼기들이 있어요.

이들은 세포가 제 기능을 못 하게 만들어요.

반대로 우리 몸에서는 이런 노폐물들을 배출하는 시스템들이 많이 만들어져 있어요.

노폐물이 생기고 배출하는 시스템이 모두 연결되어 있는 거죠!

예를 들어 우리 몸의 근육이 만들어질 때 근육세포에서 '크레아티닌'이라는 노폐물들이 생기게 되죠.

크레아티닌을 이해하려면 먼저 '크레아틴'을 이해하는 것이 도움이 됩니다.

크레아틴은 비필수 아미노산으로 간과 신장에서 만들어지는데, 주로 근육에서 에너지를 생성하는 데 사용되는 중요한 성분이에요.

근육에서 크레아틴은 에너지를 저장하고 필요할 때 빠르게 사용할 수 있도록 도와주는 역할을 하죠. 운동을 하거나 힘을 쓸 때 크레아틴이 에너지원으로 사용되는 거예요.

근육에서 사용된 크레아틴은 점차 크레아티닌으로 변환돼요.

이 과정은 자연스럽게 일어나며, 근육량이 많을수록 크레아티닌 생성
도 늘어나게 되죠.

다시 말해서 크레아티닌은 크레아틴이 사용된 후 자연스럽게 변환된
노폐물인 셈이죠.

이런 노폐물들은 신장을 통해 소변으로 배출해야 돼요.

이 노폐물들이 신장에서 배출되지 않고 그대로 남아 있다면 우리 몸
에 문제를 일으키게 돼요.

이런 노폐물 독소를 몸 밖으로 빼내 줘야 하는데, 신장의 결석 등으로
인해 신장이 막히게 된다면 우리 몸에 노폐물로 쌓인 "크레아티닌"은 어
떻게 될까요?

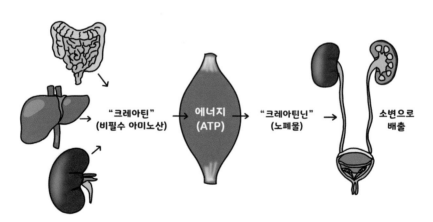

비필수아미노산?
인체 내에서 합성이 가능하다는 뜻.

필수아미노산?
인체에서 합성이 되지 않아서 음식(단백질)으로 섭취해야 함.

우리가 혈액 검사를 할 때 이 크레아티닌 수치가 신장의 상태를 나타
내기도 하지요.

이 수치가 정상범위를 넘어서면 신장에 문제가 있다고 판단하게 되는
겁니다.

노폐물을 배출해내지 못한다는 이야기이죠.

요산	2.9~7.3(mg/dL)	5.5
요소질소	5.0~23.0(mg/dL)	15.2
Creatinine	0.50~0.90(mg/dL)	0.81

혈액 검사지 예시

이렇게 크레아티닌처럼 우리 몸에 쌓인 노폐물도 있고, 신장처럼 이런
노폐물들을 배출하도록 만들어 놓은 것도 우리 몸에는 만들어져 있다는
거예요.

다른 예로 우리 세포 내에서도 활성산소나 노폐물들이 쌓여 있어요.

이런 노폐물들을 정리하는 것이 '오토파지'라고 하는 거예요. (이 오토
파지에 대해서는 뒷부분에 상세하게 설명)

결론적으로 이런 독소들을 배출해는 것이 바로 디톡스입니다.

| 장의 독소들 |

장은 음식물을 소화하는 중요한 기관이에요.

우리의 잘못된 식습관으로 독소가 쌓이면, 장내 미생물의 불균형이

되고, 불균형이 생기면 장 상태에 누수가 일어나거나 바이러스 등을 억제하지 못하면서, 건강이 나빠지고 이는 다이어트를 방해하는 요소로 작용합니다.

이전 장에서도 설명했듯이 장에 독소가 쌓였다는 것은, 나쁜 균이 점령한 상태라는 거죠.

다른 장기에 독소가 쌓이는 부분도 문제이지만, 특히 장에 독소가 쌓이는 것은 매우 심각한 문제로 작용합니다.

그 이유는 우리가 먹은 음식물이 소장을 통해서 혈관으로 흡수되는데 장에 독소가 쌓여 있다면 우리가 먹은 영양소뿐 아니라 독소, 바이러스 같은 것들도 같이 혈관으로 흡수될 수 있는 상황이 되는 거죠!

이뿐 아니라 우리 장에서는 면역계의 70% 이상을 만드는데, 장내 독소가 쌓이면 인체 면역계도 무너지게 되죠.

이 면역계는 우리 몸을 지키는 최전방의 전투 병력인데 이들이 문제가 생긴다면 우리 몸은 모든 것이 정상 상태에서 벗어나게 될 겁니다.

그러므로 장 독소를 디톡스 하는 것은 매우 중요한 일입니다.

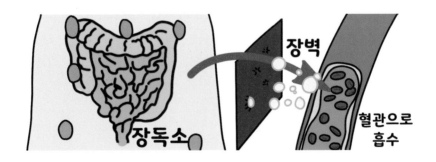

| 혈액의 독소들 |

혈액 속에도 독소가 숨어 있답니다.

이 독소들은 우리 몸의 모든 세포에 영향을 미치게 됩니다.

혈액을 망가트리는 가장 핵심적인 것이 바로 '당'입니다.

우리 몸의 70%는 물이라는 것은 모두 잘 아시죠!

물은 잘 흘러야 해요!

그런데 내 혈관에 설탕물이 흐르고 있다고 생각해 보세요.

당뇨가 왜 합병증을 일으키는 주범이라고 할까요?

바로 혈액이 설탕물로 바뀐 이유 때문이 아닐까요.

건강한 혈액이 되어야 건강한 다이어트도 가능하다는 것은 당연한 것이겠죠!

| 장기의 독소들 |

간, 신장 같은 장기들도 독소를 처리하는 중요한 역할을 해요.

그런데 독소를 처리해야 하는 장기들에 독소가 차 있다면 어떻게 될까요?

술을 좋아하시나요?

우리가 마시는 술을 알코올이라고 하는데 알코올은 간에서 대사되어 '아세트알데히드'라는 독성 물질로 변환됩니다.

아세트알데히드는 에탄올이 분해되어 생성되는 중간 대사산물인데, 이 물질은 매우 독성이 강하고, 인체 내에서 DNA 손상을 일으키며, 수많은 단백질과 상호작용하여 세포 손상을 유발할 수 있어요.

세계보건기구(WHO) 산하 국제암연구소(IARC)는 아세트알데히드를 인간에게 발암성이 있는 물질로 분류하고 규정하고 있어요. 술을 과하게 마시면 간을 혹사시키는 건 물론이고 간암을 유발할 수 있다고 정의하고 있어요.

간의 알코올 분해과정에서, 간은 알코올 분해에 집중하게 되면서 지방산 분해 능력이 상대적으로 감소하게 되고, 이로 인해 지방 축적을 유발하게 되는데, 결론적으로 과한 음주는 독소를 만들고, 지방이 쌓이게 한다는 이야기입니다.

다시 정리하면 해독을 담당해야 할 기관에 독소가 쌓이는 모양이 되는 거죠.

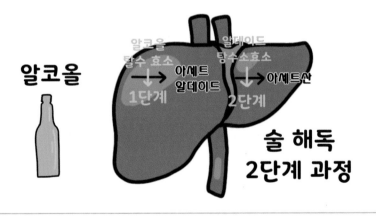

술을 과다하게 섭취하면 간은 알코올 분해에 우선 집중하게 되어, 지방산 분해 능력이 상대적으로 감소하게 됩니다. 이로 인해 간에 지방이 쌓이게 되어 '지방간'이 발생할 수 있습니다.

또 다른 독소의 예를 들어볼까요.

우리가 먹는 고기 등의 단백질에는 질소(N)가 포함되어 있어요

고기(단백질)가 소화되면서 이 소화과정을 통해서 음식물이 분해되는데, 단백질이 분해되는 과정 중 더 이상 분해할 수 없는 최종 분해 물질이 바로 '아미노산'이에요.

이때 아미노산 속의 아미노기(−NH₂)에서 질소(N)가 나오게 돼요.

이 질소가 혈관으로 흡수되어서 다시 간으로 이동하는 여정이에요.

간으로 이동된 질소는 암모니아(NH₃)로 변환하게 되는 거죠.

암모니아는 "헬로! 나를 안전한 친구로 변신시켜 주세요!"라고 간에 요청을 보내고, 간에서는 암모니아를 안전한 형태인 '요소'로 바꿔주는 거예요.

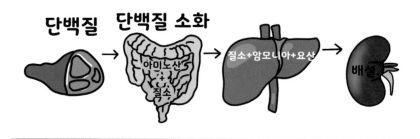

단백질이 분해되어 간에서 질소가 최종 요소로 변환되어 소변으로 빠지는 과정

만약, 간에서 암모니아를 요소로 바꿔 주지 못하면 간성 혼수상태(hepatic encephalopathy)가 발생할 수 있어요.

이 상태는 암모니아가 혈액에 쌓이면서 뇌에 영향을 줘서 발생하는 거예요.

병원에서 간혹 이런 환자를 본 경험이 있으실 거예요.

간이 손상을 입었다는 이야기인 거죠.

이렇게 만들어진 요소는 혈액을 통해 신장으로 이동하게 돼요.

신장은 노폐물과 함께 요소를 걸러내는 역할을 하게 되죠.

그런데 우리가 음식을 너무 맵고, 짜게, 그리고 달게 먹게 되면 신장이 지치게 돼요.

그래서 신장에서 요소나 노폐물 등을 소변으로 배출해야 하는데, 이런 노폐물들이 잘 안 빠지는 경우를 주변에서 종종 보게 되죠.

그 질병의 이름이 바로 '신장결석'이에요.

신장결석은 배설을 담당하는 기관인 신장에 돌이 생겼다는 것을 의미해요!

신장에 돌이 생기게 되면 간에서 변환한 요소나 각종 노폐물을 소변으로 빼내지 못하게 되죠.

장기에 쌓인 독소는 결국 우리 몸에 장기를 망가뜨리고 질병으로 이어지게 만드는 거죠.

| 암세포 |

우리들이 두려워하는 병, 1위가 바로 암이죠.

이 암세포도 독소가 쌓인 결과물 중 하나입니다.

우리 몸의 세포는 쉬지 않고 세포분열을 해요.

이렇게 분열을 할 때 DNA에 돌연변이가 생기면 세포가 비정상적으로 분열하게 되죠.

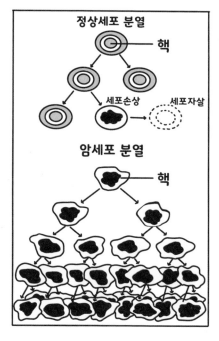

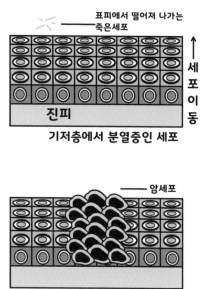

　비정상적으로 분열된 세포는 둥지를 틀고 번식하는데 그 번식속도가 정상 세포보다 매우 빠르죠.

　그것이 바로 암세포예요.

　이런 암세포는 유전적 요인이나 환경적 요인, 그리고 잘못된 식습관에 의해 발생할 수 있어요.

　암세포가 발생하는 건, 결론적으로 독소에 의한 것 때문이에요.

　물론 우리 몸에 이런 독소들이 쌓여 있다면, 이 독소들과 싸우는 우리 몸을 지키고 있는 면역계도 무너졌다는 것을 의미해요.

　결론적으로 싸울 수 있는 힘이 없다는 거죠!

　또한 암환자들의 특징이 아무리 식사를 많이 해도 살이 빠진다는 거예요.

피골이 상접했다고 하죠! 왜 그럴까요?

그 이유는 암의 먹이가 포도당! 바로 '당'이기 때문이에요. (암에 대해서는 다른 편에서 상세하게 설명)

다시 말해서 우리가 먹고 있는 식단 대부분이 당이기 때문이라는 거예요.

우리도 모르는 독소가 우리 몸에 정말 많죠.

여기에 나열하지 않은 독소도 너무도 많아서 헤아릴 수가 없어요.

이렇게 다양한 독소들이 우리 몸에 쌓이게 되면, 다이어트는 물론 우리 건강의 비상등이 켜지게 됩니다.

그렇기에 디톡스가 절대적으로 필요한 거예요!

디톡스를 통해 몸속의 독소를 빼는 것이 진정한 다이어트인 셈이죠.

독소가 빠진다면, 다이어트는 덤으로 자연스럽게 빠지게 되는 원리입니다.

많이 들어본 것과 아는 것은 다릅니다.

어떻게 하면 몸의 독소를 뺄 수 있는지 우리 함께 하나하나 더 배워가길 원해요.

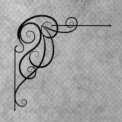
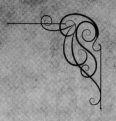

Chapter 06

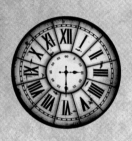

다이어트의
메커니즘이 뭔데?

- 음식의 소화 -

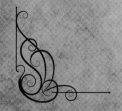

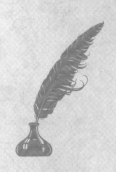

1. 이번 장은 우리가 음식을 먹었을 때 소화되는 과정에 대해 영양소별로 상세히 설명하고 있어요. 대표적인 탄수화물, 단백질, 지방을 먹었을 때 어떻게 소화가 되고 어떤 장기에서 소화하는지 알 수 있어요. 이 소화과정을 이해하면 어떤 음식을 조절해야 하는지 알게 돼요.

2. 소화라는 과정은 음식물을 분해하는 과정이에요. '밥'은 소화가 되면 '당'이 되고, '고기'는 소화가 되면 '아미노산'이 돼요. 그리고 '기름'은 '지방산과 글리세롤'로 최종 소화가 됩니다.

3. 모든 영양소를 소화하는 췌장의 중요성을 설명하고, 지방을 설명하면서 콜레스테롤에 대해서 더 깊이 있게 이해할 수 있어요.

4. 미생물이 '식이섬유'를 먹는 과정이 '발효'예요. 발효를 통해서 '효소'를 만들고 새로운 '대사물질'을 만들어요. 이 과정이 미생물이 번식하는 과정이에요.

5. 물에 녹는 '수용성 식이섬유'와 녹지 않는 '불용성 식이섬유'에 대해 각각 역할과 장점을 설명해요.

6. 장내 미생물이 '식이섬유'를 먹고 만들어내는 '대사물질'인 '짧은사슬지방산'과 '박테리오신'(천연항생제)이 인체에 어떤 역할을 하는지 각각 상세히 설명해요. 특히 '짧은사슬지방산'은 '다이어트, 당뇨'와 관련이 있으니 완벽히 이해하면 좋아요.

다이어트의 메커니즘이 뭔데?
- 음식의 소화

이번 장은 다이어트의 숨은 비밀, 바로 '다이어트 메커니즘'에 대해 이 야기해 볼 거예요.

다이어트는 단순히 살을 빼는 것이 아니라, 우리 몸이 어떻게 움직이 는지를 이해하는 과정이라고 말씀드렸죠!

그 이해하는 과정을 메커니즘이라고 해요.

우리 몸은 마치 잘 짜인 오케스트라와 같아요.

각 장기들이 서로 협력하며 한 곡을 완성하는 것처럼, 몸속에서도 다 양한 장기들이 함께 움직이며 건강을 유지한답니다.

하지만 이 오케스트라가 잘 연주되려면, 각 악기가 어떻게 작동하는지 알아야 하죠!

음식을 먹으면, 내 몸속에서 어떤 일이 벌어질까요?

먹은 음식은 입을 통하고 위에서 소화되고, 그다음 소화의 최종 장소 인 장으로 넘어가죠.

그 과정에서 각각의 장기들이 어떻게 움직이는지를 이해하면, 다이어 트가 훨씬 쉬워져요!

그럼 우리가 주로 섭취하는 3대 영양소를 순서대로 어떤 과정을 통해 소화가 이루어지는지, 어떤 장기에서 소화를 시키는지에 대해 알아보고 그 원리를 이해해 봐요.

A. 탄수화물의 여정
[밥, 빵, 면, 떡, 구황작물(고구마, 감사, 옥수수) 등]

어느 날, 한 끼의 식사를 하고 있어요.

테이블에 놓인 따뜻한 밥과 빵을 먹기 시작하면서 이들은 이제 소화의 긴 여정을 떠나게 돼요.

* 첫 번째 단계는 입이에요.

식사는 입에서부터 시작되고, 씹는 과정에서 침과 만나면서 탄수화물은 점차 부드러워지기 시작해요.

침 속의 아밀라아제(효소)가 탄수화물의 복잡한 구조를 단순한 형태로 분해하기 시작하는 거죠.

이 순간, 맛과 함께 소화의 첫 발걸음을 내딛게 됩니다.

* 씹히고 잘게 나뉜 음식은 식도를 통해 내려가게 돼요.

이 좁고 긴 통로를 통해 음식은 위로 향하는 발걸음을 재촉합니다.

식도는 매끄러운 연동 운동으로 음식이 안전하게 다음 단계인 위로 넘어가도록 돕습니다.

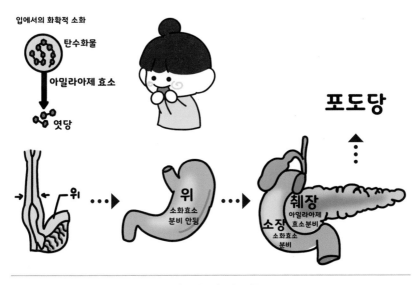

탄수화물이 소화되는 과정

* 위에 도착한 탄수화물은 강한 위산과 함께 존재하지만, 이곳에서는 소화효소가 분비되지 않아요. 따라서 탄수화물은 위에서 실제로 소화되지 않고, 단지 위산에 의해 액체 상태로 묽게 변할 뿐이에요. 마치 복잡한 화학반응이 일어나는 실험실처럼 다양한 환경이 조성되지만, 탄수화물 소화는 주로 소장에서 이루어지게 됩니다.

* 이어서 탄수화물은 소장으로 이동하는데, 위를 통과하고 만나는 소장의 첫 번째 공간, 바로 '십이지장'입니다. 십이지장이라는 이름은 라틴어 'Duodenum'에서 유래되었는데, 이 Duodenum은 '두 개의 손가락'이라는 뜻으로, 이는 십이지장 길이가 약 12인치(약 30cm)로 인간의 두 개 손가락 길이 정도에 해당한다는 의미에서 십이지장이라고

지칭하게 되었어요.

십이지장은 소화의 여정에서 매우 중요한 단계로, 영양소의 소화가 완료되는 곳이기도 해요.

십이지장에는 췌장이 붙어있는 구조인데, 이 췌장에서 소화효소를 분비하게 되죠.

췌장에서 분비된 효소인 아밀라아제로 탄수화물이 분해되며, 그리고 마지막으로 미생물과 함께 소장에서 만들어지는 효소에 의해서 탄수화물이 더 이상 분해될 수 없는 상태인 포도당으로 최종 분해되는 거죠.

이렇게 분해되는 과정을 소화라고 하며, 탄수화물은 소화를 통해 포도당이 되는 거예요.

이렇게 소화가 완료된 포도당은 소장에서 혈류로 흡수되어, 세포로 이동해서 우리 몸의 에너지원으로 사용됩니다.

B. '단백질'의 여정
(고기, 생선, 계란, 콩 등)

단백질은 우리의 몸을 구성하는 중요한 요소로, 근육, 피부, 호르몬, 항체, 효소 등 다양한 물질을 형성하는 데 사용돼요.

단백질의 소화는 복잡하지만 우리 몸을 만들려면 필수적인 과정입니다.

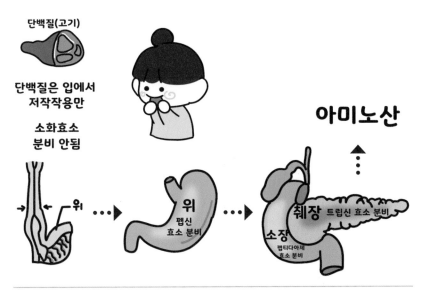

단백질(고기)

단백질은 입에서
저작작용만

소화효소
분비 안됨

위 •••▶

위
펩신
효소 분비

•••▶

아미노산

췌장 트립신 효소 분비

소장
펩티다아제
효소 분비

단백질이 소화되는 과정

＊ 단백질의 식사는 입에서 씹는 과정, 즉 '저작작용'을 통해 시작됩니다.

우리가 먹는 고기, 생선, 콩 등 단백질이 풍부한 음식은 씹는 과정에
서 물리적으로 잘게 나누어지게 됩니다.

하지만 입에서 저작작용을 할 때 나오는 침은 단백질을 화학적으로
분해하지 않습니다.

＊ 씹힌 음식은 식도를 지나 위로 향하게 됩니다.

위에 도착한 단백질은 강한 위산(염산)과 소화효소인 '펩신'에 의해 분
해되게 됩니다.

위의 이 환경은 단백질의 복잡한 구조를 분해하기 위한 최적의 장소
가 됩니다.

펩신은 단백질을 짧은 아미노산 사슬인 '폴리펩타이드'로 분해하게 됩니다.

이 과정에서 단백질은 액체 형태로 변해가며, 소화 준비가 완료돼요.

* 이제 단백질이 소장으로 이동하는데, 소장의 첫 번째인 십이지장으로 이동해요.

십이지장에서 단백질은 췌장에서 분비된 효소들과 만나 최종 분해과정에 들어가게 됩니다.

췌장에서 만들어지는 효소인 트립신에 의해 폴리펩타이드를 더 작고 단순한 상태로 분해하고, 최종적으로 소장에서 펩타이드 분해 효소에 의해 단백질을 더 이상 분해할 수 없는 단계인 '아미노산'으로 분해하게 됩니다.

이렇게 소화과정을 통해 분해된 아미노산들은 소장 벽을 통해 혈류로 흡수되어 신체의 다양한 기능을 지원하는 데 사용하게 되는 거죠.

이렇게 탄수화물과 단백질은 음식에서 시작해서 복잡한 소화과정을 거치면서 포도당과 아미노산으로 최종 분해되어 혈관으로 흡수되며, 에너지로 사용되거나, 몸의 필수 요소로 변모하게 되는 과정을 거치게 되는 겁니다.

그럼 3대 영양소 중 마지막인 '지방'으로의 여정을 떠나 볼까요?

C. '지방'의 여정
(오일 등)

지방은 우리 몸에서 중요한 역할을 하는 영양소로, 에너지를 저장하고, 세포막을 구성하며, 다양한 호르몬을 만드는 데 기여합니다.

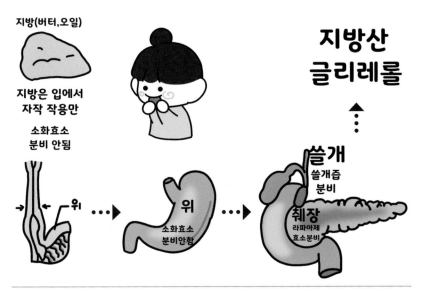

지방이 소화되는 과정

＊ 우리가 먹는 기름진 음식들을 먹을 때, 예를 들어 아보카도, 견과류, 튀김, 버터 등 지방이 풍부한 식품을 먹을 때 씹는 과정에서 물리적으로 잘게 나눠지지만, 그러나 이곳에서는 지방을 분해하는 화학적 소화인 소화효소는 분비되지 않아요.

* 씹힌 음식들은 식도를 지나 위로 향하는데, 위에 도착한 지방은 강한 위산과 소화효소의 도움을 받게 되죠. 하지만 탄수화물과 마찬가지로 지방의 소화는 이곳에서 크게 이루어지지 않으며, 그 대신 음식이 액체 형태로 변하면서 소화 준비가 완료됩니다.

* 지방은 이제 위를 지나서 십이지장으로 넘어가게 됩니다.
  여기에서 담즙이 등장하게 되죠! 담즙은 쓸개즙이라고도 하는데, 쓸개즙은 간에서 만들어져요.
  간세포에서 콜레스테롤을 바탕으로 합성해서 쓸개즙으로 변환되는 거예요.
  이렇게 생성된 쓸개즙은 쓸개에 저장되었다가 지방을 섭취하게 되면 십이지장에서 분비되어 지방을 분해하게 됩니다.

* 쓸개즙의 도움으로 분해된 지방은 최종적으로 췌장에서 분비된 '리파아제'라는 소화효소와 만나게 되고, 리파아제는 지방을 '지방산'과 '글리세롤'로 분해하는 마법 같은 일을 해요.

* 십이지장에서 최종적으로 분해된 지방산과 글리세롤은 포도당과 아미노산과는 다르게 혈관으로 흡수되지 않고, 다른 경로를 따라 흡수하게 되는데, 그곳이 바로 '암죽관'이라는 곳이에요.

  암죽관으로 흡수된 지방산과 글리세롤은 다시 지방의 형태로(중성지

방: TG) 합쳐져요.

힘들게 소화효소로 분해해서 왜 다시 지방으로 합쳐지냐고요?

그건 소화효소로 분해한 것은 흡수하기 위해서 분해했기 때문이고, 그 목적을 다 했으니 다시 합쳐지는 거예요.

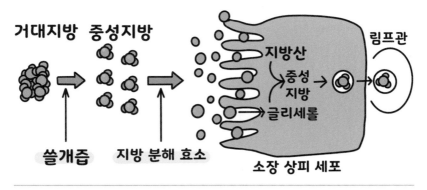

지방이 흡수되어 다시 합쳐지는 과정

이렇게 흡수된 지방은 단백질과 결합해서 림프관으로 이동하게 돼요.

단백질과 결합하는 이유는 지방은 물과 섞이지 않기 때문에 '단백질 포장지'를 씌워서 이동하게 되는 겁니다.

'단백질 포장지'에 싸인 지방은 림프관을 타고 이동해서 심장을 통과하면서 혈액과 합쳐져서 온몸으로 퍼져 나가게 되는 거죠! 이렇게 퍼져 나간 지방이 간으로 가게 되는 경로예요.

'단백질 포장지'로 싸여서 간으로 이동된 '지방세포' 안에는 지방은 많고 '콜레스테롤'은 적게 들어 있어요.

이 단백질에 싸여 있던 지방(콜레스테롤 + 지방)이 간으로 이동되고,

간에서 'VLDL'(콜레스테롤 + 지방)의 형태로 만들어서 다시 혈관으로 보내게 되죠.

이렇게 혈관으로 보내준 'VLDL'(콜레스테롤+지방)은 '지방조직'을 지나면서 가지고 있던 지방의 일부를 지방조직에 빼주고, 'VLDL'의 사이즈가 작아져요.

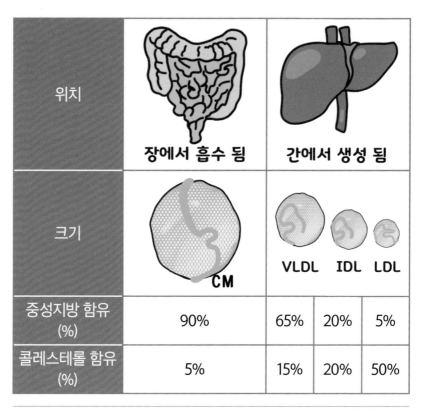

위치	장에서 흡수 됨	간에서 생성 됨		
크기	CM	VLDL	IDL	LDL
중성지방 함유 (%)	90%	65%	20%	5%
콜레스테롤 함유 (%)	5%	15%	20%	50%

콜레스테롤이 흡수위치 및 사이즈와 함량표시

이렇게 사이즈가 작아진 것을 'IDL'이라고 해요.

그리고 'IDL'이 다시 간으로 이동해서 'LDL'로 만들어지게 되는 겁니다.

'LDL'은 지방은 적고 콜레스테롤이 많은 형태예요.

이름은 들어 보셨죠? 콜레스테롤이란 이름이요.

그 차례가 VLDL ⋯ IDL ⋯ LDL의 순으로 돼요.

이렇게 변화해서 우리 몸에 필요한 곳으로 보내지게 되는 거죠. (지방과 관련해서는 이후에 다이어트 메커니즘에서 다시 상세히 설명)

이렇게 지방이 분해되고 흡수되어 사용되는 과정을 간단하게 정리할 수 있어요!

자, 지금까지 탄수화물(포도당), "단백질"(아미노산), 지방(지방산+글리세롤)의 소화과정을 살펴보았어요.

이 과정을 알고 나니, 우리 몸이 얼마나 신비로운지 실감 나지 않나요?

음식이 어떻게 소화되는지 알게 되면, 매일 먹는 것들이 얼마나 소중한 것인지, 그리고 내 몸이 소화하는 과정이 어떻게 되는지 다시 한번 느낄 수 있게 돼요.

그런데 이 소화과정을 보면 그 중요성을 다시 한번 생각하게 하는 장기가 있죠!

그 장기는 바로 췌장이에요!

췌장은 탄수화물, 단백질, 지방을 모두 소화하는 효소들을 만들어내는 마법 같은 장기예요.

췌장에 염증이 생기거나 아프게 되면 소화가 힘들어지고 음식 섭취도 어렵게 되는 이유가 여기에 있어요.

그래서 췌장은 병원에서 가장 다루기 어려운 장기 중 하나라고 해요.

췌장암이 생기면 생존확률이 낮은 이유도 바로 여기에 있어요.

많은 사람들이 위에서 모든 소화가 이루어진다고 생각하지만, 사실 위에서는 단백질을 먹을 때만 소화효소가 분비된답니다!

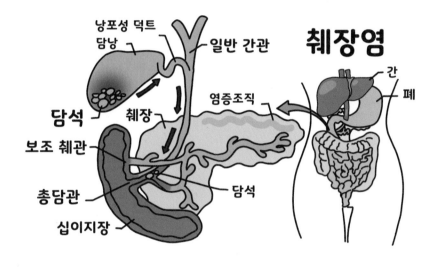

그래서 위암이나 위가 약한 사람들은 어떤 음식을 조심해서 먹어야 할까요?

정답은 바로 고기 같은 단백질로 가득한 음식이에요!

우리의 소화 시스템이 얼마나 조화롭게 작동하는지, 그리고 각 장기가 얼마나 중요한 역할을 하는지 다시 한번 생각해 보게 되었을 거예요.

소화의 세계는 정말 흥미롭고, 우리 몸의 신비함을 더해 줍니다.

영양소 중에 '3대 영양소'에는 포함되어 있지 않지만 중요한 영양소가 하나 있어요.

그것은 바로 "식이섬유"(채소, 견과류)입니다.

이 식이섬유를 소화과정에서 빼놓을 수 없을 만큼 중요한 영양소입니다.

그럼 식이섬유는 어떤 과정으로 우리 몸에 필요한지 그 여정을 한번 떠나 볼까요?

D. '식이섬유'의 여정
(수용성 식이섬유, 불용성 식이섬유)

식이섬유는 우리 건강에 매우 중요한 역할을 하는 성분으로, 소화 시스템의 원활한 작동을 돕고 장 건강을 지켜주는데 매우 중요한 영양소입니다.

특히 과학이 발전한 지금의 시대에서는 3대 영양소보다도, 오히려 식이섬유를 중요하게 생각하기도 하죠.

우리가 어려서부터 식이섬유를 많이 먹어야 한다는 소리를 들어왔는데, 과학이 발전하지 않은 과거에도 그런 걸 아는 것을 보면 놀라운 일이죠.

식이섬유의 특이한 점은 식이섬유는 소화효소로 분해할 수 없다는 겁니다.

그럼 이 식이섬유는 왜 먹어야 하는 걸까요?

식이섬유를 먹어야 건강해진다는 말은 너무도 많이 들어 보았지만, 왜 식이섬유를 먹어야 하는지 모르고 먹는 경우가 많지요.

앞에서도 서술했지만 식이섬유는 우리 몸에 우리와 공생하는 미생물의 먹이가 된다고 설명했죠.

이 식이섬유를 '프리바이오틱스'라고 했죠!

식이섬유는 소화효소로 분해되지 않는다고 이야기했는데, 그렇다면 어떻게 분해될까요?

그것은 바로 미생물의 '발효과정'에 의해 분해됩니다.

다시 말해서 식이섬유가 미생물의 먹이가 되어서 먹히는 과정을 '발효'라고 생각하면 돼요.

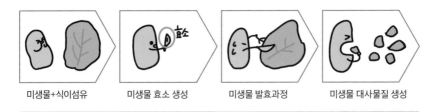

| 미생물+식이섬유 | 미생물 효소 생성 | 미생물 발효과정 | 미생물 대사물질 생성 |

미생물이 발효하는 과정

요즘 아이들은 점점 더 편식이 심해지죠! 왜 그럴까요?

바로 장 속의 미생물의 균형이 무너져서 좋은 균들이 좋아하는 식이섬유를 거부하기 때문이에요.

식이섬유를 거부한다는 것은 장의 상태가 나쁜 균들이 많이 포진되어 있다는 것을 의미해요.

그러니 나쁜 균들이 좋아하는 인스턴트식품들을 더욱 좋아하게 되는 거죠!

식이섬유는 우리의 건강을 지키는 귀여운 친구 같아요.

하지만 이 친구는 두 가지 다른 성격을 가지고 있답니다.

바로 '수용성 식이섬유'와 '불용성 식이섬유'예요!

| 수용성 식이섬유(Soluble Fiber) |

수용성 식이섬유는 다음과 같은 특징이 있어요

＊ 물에 녹아 젤 같은 형태로 변해요. 마치 스펀지처럼 물을 흡수하고 부풀어 오르는 특징이 있죠!
그렇기 때문에 수용성 식이섬유를 먹으면 빠르게 포만감을 느끼게 되어서, 소식하게 됩니다.

＊ 주로 채소류 및 과일류, 곡물류(귀리, 보리) 등에 식이섬유가 풍부해요.
그 역할을 보면 혈당이나 콜레스테롤을 낮추는 데 역할을 해요.
수용성 식이섬유는 음식이 소화되는 속도를 늦춰 주는데, 이를 통해 혈당 수치의 급격한 상승을 막아줘요. 그래서 당뇨 예방에 도움을 줄 수 있어요!

또한, 혈중 콜레스테롤 수치를 낮추는 데도 기여하기도 해요.

특히, 장내 유익균의 먹이가 되어 장의 건강을 유지하는 데 도움을 줘서 장내 미생물의 균형을 잡아줘요. 이전에 서술했던 '뚱보균' 기억하시죠!

그 뚱보균도 장내 미생물의 균형도에 따라 생성되거나 사라지거나 해요.

물에 녹는 수용성 식이섬유
감귤류, 사과, 바나나 등 과일류, 해조류, 귀리, 보리, 견과류 등

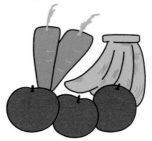

✔ 콜레스테롤, 중성지방을 낮춰 심혈관 질환을 예방합니다!
✔ 당의 흡수 속도를 늦추어 당뇨병을 예방합니다!
✔ 오랫동안 포만감을 느끼게하여 조절을 돕습니다!

| 불용성 식이섬유(Insoluble Fiber) |

불용성 식이섬유의 특징은 물에 녹지 않는다는 특징이 있어요.

마치 바위처럼 단단한 친구죠! 주로 통곡물 (밀, 귀리), 견과류 (아몬드, 호두) 등에 많이 포함되어 있어요.

불용성 식이섬유는 변비를 예방하고 장 건강을 유지하는데 탁월해요.

불용성 식이섬유를 섭취하면 장의 부피를 늘려줘서 배변을 원활하게 해줘요. 또한 장의 운동을 촉진시키는 역할을 하기도 하고, 또한 장 내부에 쌓여 있는 독소들을 긁어내어 변으로 배출하는 청소부 역할도 해줘요.

특히, 장에서 쌓인 찌꺼기를 제거하고, 건강한 장 환경을 유지하는 데 큰 도움을 주기 때문에 불용성 식이섬유를 꾸준히 섭취해 줄 필요가 있어요.

물에 녹지 않는 불용성 식이섬유
팥,녹두,대두 등의 콩류,정제하지 않은 곡류, 고구마,감자,옥수수,시금치,주추,버섯 등

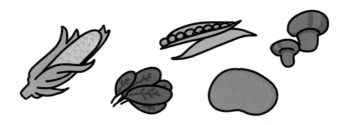

✔ 장내 유익균을 증식시킵니다!
✔ 변의 부피를 늘리고 부드럽게 하며 변비를 예방합니다!

이렇게 각각의 식이섬유는 고유한 역할과 특성을 가지고 있어서, 이 두 가지를 모두 적절히 섭취하면 장 건강은 물론이고, 전반적인 건강에도 큰 도움이 된답니다!

중요한 것은 이 식이섬유가 미생물의 먹이가 되어서 미생물의 균형을 잡아준다는 것!

이것이 매우 중요한 부분이니 잊지 마시기 바랍니다.

TIP

식이섬유는 소화효소에 의해 소화되지 않고 미생물에 의해 소화가 돼요.

장내 미생물들이 식이섬유를 소화하는 과정이 바로 우리가 알고 있는 '발효'라는 과정이에요.

다시 말해서 발효는 미생물들이 먹이를 먹는 과정인 것이죠!

그런데 미생물들이 발효라는 과정을 하면서 다른 물질을 만들어 낸다는 것 아시나요?

그 물질이 바로 '짧은사슬지방산'(SCFA), '박테리오신' 같은 물질이죠!

이런 물질들을 '대사산물'이라고 부른답니다.

쉽게 설명하면, 우리가 음식을 먹고 배출해내듯이, 미생물도 음식(식이섬유)을 먹고 배출해내는데 그것을 대사산물이라고 불러요.

미생물이 배출해내는 대사산물은 그냥 버려지는 것이 아니라 우리 몸에서 꼭 필요한 역할들을 셀 수 없이 많이 해요.

그러므로 좋은 미생물들이 만드는 대사산물이 많으면 우리 몸도 건강한 거죠!

그럼, 미생물이 식이섬유를 먹고 만들어 낸 짧은사슬지방산(SCFA)과 박테리오신은 어떤 녀석들일까요?

A. 짧은사슬지방산(SCFA)

'짧은사슬지방산'은 무엇인가요?

- 짧은사슬지방산은 지방 사슬이 짧은 모양을 가진 지방산이에요.
  짧은사슬지방산은 아세트산, 프로피온산, 부티르산 같은 다양한 종류가 있어요.
  짧은사슬지방산은 뒷부분에 다이어트를 설명할 때 지방의 길이의 설명에 포함해서 다시 나오게 돼요. 앞으로 자주 등장하는 녀석이니까 기억하시면 좋아요.

짧은사슬지방산의 구조입니다. 그냥 한번 보고 지나치셔도 됩니다.

- 짧은사슬지방산의 역할은 기본적으로 장을 건강하게 해 줘요.
  짧은사슬지방산은 장의 세포에 에너지를 공급해 주는데 특히 '부티르산'은 장내 세포를 건강하게 유지하는 데 중요한 역할을 한답니다!
  특히 장벽을 튼튼하게 해 주는데 탁월한 능력을 가지고 있어요.
  또한, 면역력을 강화시켜 주는데, 짧은사슬지방산은 면역 세포를 활성화해서 인체의 면역력을 높여 주는데 중요한 역할을 해요.
  반대로 생각하면 장내 미생물의 균형이 무너진다면 면역력이 떨어질 수밖에 없다는 거죠!
  미생물에 대해 깊이 있게 공부한 분들은 아시겠지만 짧은사슬지방산은 면역계의 대장과도 같아서 면역계를 컨트롤하는 컨트롤타워 역할을 하게 돼요.

그러니 짧은사슬지방산을 만드는 미생물이 얼마나 소중한 존재인지 면역을 이해하면 그 중요성을 더 느끼게 됩니다.

그리고 항염(염증 억제)에도 효과가 있어요.

이전에도 서술했듯이 염증은 여러 질병을 일으키는 독소이기에 이 염증을 낮추는 것은 건강을 향한 매우 중요한 부분입니다.

짧은사슬지방산이 풍부하면 이 염증을 줄여주니, 염증 억제에 필수 요소죠!

이 외에도 짧은사슬지방산은 췌장을 자극해서 당뇨를 치료하는 데에도 중요한 역할을 하고, 간, 뇌, 근육, 다이어트 등 셀 수 없이 우리 몸에 꼭 필요한 역할들을 해냅니다.

그러니 장내 미생물의 건강이 우리 건강의 핵심이라고 해도 부족하지 않습니다.

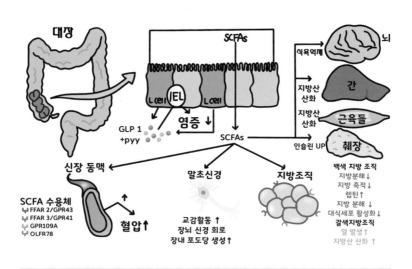

짧은사슬지방산(SCFAs)의 효과

B. 박테리오신

'박테리오신'은 무엇인가요?

- 박테리오신은 미생물 친구들이 만들어내는 항균 물질이에요.
  주로 좋은 미생물들이 나쁜 미생물들을 물리치기 위해 생산해 내는
  물질이죠.
  또한 바이러스 등 우리 몸에 해로운 것들을 물리치는 미생물들이 생
  산하는 '천연항생제'이기도 하죠.

- 박테리오신은 장 내 환경을 건강하게 유지하는 데 도움을 주는데, 핵
  심적으로 나쁜 균 및 바이러스 등이 자라지 못하게 막아주죠.
  또한 박테리오신 덕분에 좋은 균들이 더 잘 자라게 되고, 장내 미생
  물의 다양성이 유지돼요. 다양한 미생물이 함께 살아야 건강한 장을
  유지할 수 있어요!

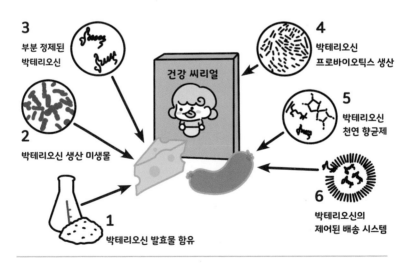

박테리오신의 활용

- 박테리오신은 차세대 항암제로도 지목되고 있어요.

  암(cancer)은 세계적으로 사망원인 2위를 차지할 정도로 인류를 위협하는 질병인데요, 암세포의 치료를 위해서는 수술이나 방사선 및 항암제 등이 사용되는데, 수술이나 방사선 치료는 국부적인 암 치료에는 효과가 있을 수 있지만, 전이가 일어난 경우에는 항암제를 투여하는 것이 유일한 방법이라고 할 수 있어요.

  그러나 이러한 항암치료는 심각한 부작용을 수반하기 때문에 안전하고 부작용이 적은 항암제의 개발이 시급한 상황인데, 미생물이 만드는 박테리오신 중에는 광범위한 항균 스펙트럼을 가진 박테리오신도 존재해요.

  이들이 많은 연구에서 암세포의 성장도 억제하는 것으로 연구결과 나타났어요.

  암세포는 특이적으로 세포 표면에 음전하를 띤 분자들이 증가하는데, 이 부분에 박테리오신이 결합하면 세포막이 파괴되는 것으로 알려져 있어요.

이렇게 짧은사슬지방산(SCFA)과 박테리오신은 우리 몸에서 매우 중요한 역할을 해요.

미생물 친구들이 만들어내는 이 두 가지 물질 덕분에 우리는 건강하게 살아갈 수 있어요!

식이섬유의 여정은 단순한 소화과정을 넘어, 우리 몸과 미생물 간의 아름다운 조화를 이루어 내는 매우 중요한 과정이에요.

그러므로 식이섬유의 섭취를 통해 우리는 건강을 유지하고, 장 내 환경을 더욱 풍요롭게 할 수 있어요!

여기서 중요한 점은, 우리가 어떤 음식을 먹느냐에 따라 인체의 소화계 및 여러 장기들의 움직임이 달라진다는 거예요!

만약 여러분이 고칼로리 패스트푸드를 먹었다면, 몸은 그 음식을 소화하기 위해 힘들게 일해야 해요.

그뿐 인가요? 이런 음식들은 장내 미생물의 균형을 깨뜨려서 유해균이 늘어나도록 하죠.

반면, 식이섬유 같은 건강한 음식을 먹으면 인체 장기들도 편안해지고, 장내 미생물들도 자신들의 식사가 들어오니까 즐거워하겠죠!

이런 식으로 음식과 장기의 관계를 이해하는 것이 다이어트 메커니즘이에요.

여러분의 몸은 여러분이 먹는 음식에 반응하니, 좋은 음식을 선택하는 것이 얼마나 중요한지 아시겠죠?

다이어트는 단순히 칼로리를 줄이는 것이 아니라, 내 몸의 움직임을 이해하고 그에 맞는 음식을 선택하는 것이랍니다.

그럼 다음부터 다이어트 메커니즘에 좀 더 깊이 있게 빠져볼까요.

THE
NEW
DIET
BIBLE

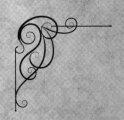
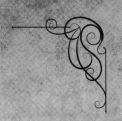

Chapter 07

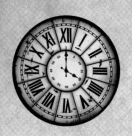

인체 메커니즘의 중심

- '항상성' -

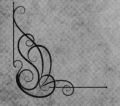

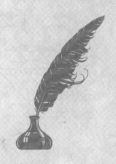

1. '항상성'은 우리 몸의 환경을 일정하게 유지하려고 안정적인 상태로 돌려주는 기전이에요. 짠 음식을 먹었을 때 물을 마시게 하고, 몸 온도를 일정하게 유지하게도 해요. 땀을 통해 열을 배출하거나 근육수축·이완으로 열을 발생시키죠. 이런 것을 우리 몸의 균형인 항상성이라고 해요.

2. 항상성은 다이어트에 매우 중요한 요소예요. 밥을 먹으면 소화과정을 통해서 포도당으로 분해되는데, 포도당이 혈관으로 흡수되면 혈당을 올려요. 이때 항상성은 이 포도당을 인슐린을 통해서 세포로 이동시켜요. 그래서 혈당을 낮춰 줘요.

인체 메커니즘의 중심
– '항상성'

'항상성'에 대해 들어본 적 있나요?

항상성이란 무엇일까요?

제가 좋아하는 프로그램 중 하나가 〈나는 자연인이다〉라는 프로그램이에요. 이 프로그램과 함께 좋아하는 프로그램이 지금은 종영된 예능프로그램인 〈정글의 법칙〉인데요.

이번 장에서는 이 두 프로그램을 활용해서 더 쉽게 접근할 수 있도록 비유를 통해 설명할 예정입니다.

언젠가 본 〈나는 자연인이다〉에 출연한 자연인의 사연이 아직도 생생합니다.

그는 폐암으로 병원에서 3개월 시한부 판정을 받았다고 했어요. 그런데 무려 5년이 지난 그때까지도 건강하게 산속에서 생활하고 있었습니다.

영상으로 봐도 정말 건강하시더라고요.

정말 신기하지 않나요?

그렇다면 이 자연인은 어떻게 이렇게 오랫동안 건강하게 살 수 있었을까요?

그 비밀은 바로 항상성에 있어요!

도대체 항상성이 무엇이길래 시한부 판정을 받은 분이 오랫동안 이전보다 더 건강하게 살아갈 수 있을까요?

그럼 지금부터 내 몸을 정상으로 돌리는 항상성에 대해서 한번 알아 볼까요?

A. 항상성이 뭐죠?

우리의 몸은 마치 똑똑한 조정자 같아요.

항상성은 생명체가 내부 환경을 일정하게 유지하려는 놀라운 능력을 말해요.

우리 몸은 다양한 외부 요인에도 불구하고 안정적인 상태를 유지하기 위해 끊임없이 노력하고 있어요.

이것을 항상성이라고 말해요. 조금 어려운가요?

쉽게 예를 들어서 설명해 드릴게요.

우리가 음식을 짜게 먹었다고 가정해 볼까요.

짠 음식을 먹게 되면 혈관 속에 나트륨이 많아지겠죠!

이때 우리 몸의 항상성은 "이대로는 안 돼!"라고 외치며 많아진 나트륨에 대해 대응하기 시작합니다.

그럼 내 몸의 항상성은 어떻게 많아진 나트륨에 대해 어떻게 대응할까요?

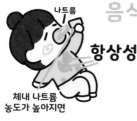

음식을 짜게 먹으면?

1. 물을 마시게 한다. 나트륨의 농도를 낮추기 위해

2. 심장이 빨리 뛴다. 물과 나트륨이 섞이기 위해

3. 신장을 통해 물을 뺀다.
많아지느혈액의 양을 맞추기 위해

✳ 항상성은 혈관 속에 있는 나트륨의 농도를 낮추려고 물을 마시도록
해요.
그래야 혈관 속에 높은 나트륨 농도를 낮출 수가 있어요.
그렇기 때문에 음식을 짜게 먹고 난 후 목이 마른 거예요.
바로 내 몸의 균형추인 항성성이 물을 마시게 만드는 거죠.

✳ 목이 마르다는 신호에 따라 우리는 물을 마시게 돼요.
이 물이 혈관에 흡수되면 혈관 속에 있는 높은 나트륨의 농도가 희석
되겠죠!

✳ 물이 나트륨과 빠르게 희석되려면 어떤 장기가 움직여야 할까요?
바로 심장이에요. 심장을 빠르게 뛰면 혈액 순환이 빨라지고 물과 나
트륨이 희석되게 되는 거예요.
이제 혈액의 농도가 정상이 되었어요.
그런데 항상성의 입장에서는 모든 것이 해결된 것이 아닙니다. 왜죠?

* 혈액의 농도는 물과 희석되어서 정상이 되었지만, 물을 섭취하면서 물의 양이 많아졌기 때문에 항상성은 이 물의 양을 줄여주기 위해서 장기를 움직여야 해요.

어떤 장기가 가동되어야 물의 양을 줄여줄 수 있을까요?

네, 바로 신장이에요.

신장을 통해서 많아진 물의 양을 소변으로 배출하게 되면 자연스럽게 물의 양이 정상으로 돌아오게 되겠죠!

항상성은 이런 과정을 통해 우리의 몸을 원 상태로 돌리려는 노력을 하게 되죠.

그런데 여러분! 이런 항상성의 과정을 통해 혈액 내에 나트륨의 상태를 정상으로 돌리기 위해서 어떤 장기들이 무리를 하였을까요?

바로 '심장과 신장'입니다.

우리는 생활 속에서 "심신이 피곤하다"는 말을 많이 하죠.

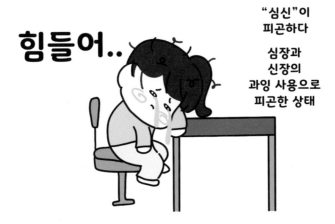

힘들어..

"심신"이 피곤하다

심장과 신장의 과잉 사용으로 피곤한 상태

바로 심장과 신장을 많이 사용하니까 심신이 피곤하다고 말을 하는 거예요.

다시 말해서 음식을 짜게 먹는 습관을 지닌 사람은 일반 사람들보다 심장과 신장이 무리하게 사용되기 때문에 짜게 먹는 것을 주의해야 해요.

그렇다고 너무 싱겁게 먹게 되면 체내 나트륨이 부족해져요.

나트륨은 우리 몸에서 중요한 역할을 하는데 부족하면 안 되죠!

그렇기에 균형이 정말 중요하고, 이 균형을 유지하는 것이 항상성이라고 기억해 두시면 돼요.

B. 그렇다면 항상성과 다이어트는 어떤 관계가 있을까요?

여러분은 탄수화물을 즐겨 먹으시죠?

탄수화물을 먹게 되면 소화과정을 거치면서 포도당으로 분해되죠!

이 포도당이 소장에서 혈관으로 흡수된다고 배우셨죠!

포도당이 혈관으로 흡수되면 혈관 속에 당이 많아지니까 당연히 '혈당'이 올라가겠죠!

항상성의 입장에서 보면 이 올라간 혈당을 낮추려고 할 거예요.

이 혈당을 낮추기 위해서는 포도당을 어딘가로 보내야 하죠!

그곳이 바로 세포예요. 세포로 보내서 혈당을 낮게 되는 거죠.

그런데 우리의 과식으로 인해 만약 세포에 당이 풍부하다면 내 몸의 균형추인 항상성은 이 당을 어디로 보내게 될까요? 바로 지방이에요.

결론적으로 항상성은 혈관의 당을 낮추는 과정에서 불가피하게 당을 지방으로 보내어 저장하게 되는 거죠.

항상성이 왜 다이어트와 관련이 있는지 눈치채셨죠!

결국, 우리 몸은 항상성을 유지하기 위해 매우 똑똑하게 작동하는 거예요.

자율주행처럼 항상성은 오토매틱(automatic)인 거예요.

이처럼 항상성은 단순한 개념이 아니라, 우리의 생명과 건강을 지키는 중요한 원리예요.

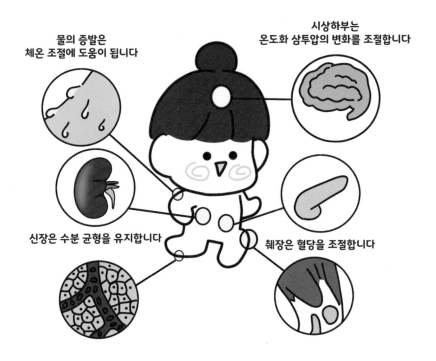

물의 증발은
체온 조절에 도움이 됩니다

시상하부는
온도화 삼투압의 변화를 조절합니다

신장은 수분 균형을 유지합니다

췌장은 혈당을 조절합니다

앞으로 이 주제를 더 깊이 탐구해 보면, 우리가 이해하지 못했던 많은 것들이 자연의 법칙과 우리의 몸이 어떻게 연결되어 있는지를 깨달을 수 있을 거예요!

다이어트할 때도 이 원리를 이해하고 균형 잡힌 식사를 하는 것이 중요합니다.

지금부터 항상성을 잘 이해하고, 건강한 다이어트를 해보세요!

THE
NEW
DIET
BIBLE

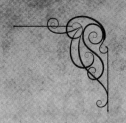

Chapter 08

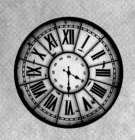

다이어트를 하려면
탄수화물을 끊으라고 하는데,
왜?

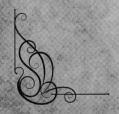

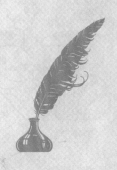

1. 다이어트를 하려면 탄수화물을 끊으라고 하는데, 탄수화물은 인체가 가장 중요하게 생각하는 에너지원이에요. 우리 몸이 요구하는 에너지원을 나의 의지로 끊을 수 있을까요? 우리는 우리 몸의 욕구를 이길 수 없다는 것을 알아야 해요. 문제는 과식입니다.

2. 탄수화물을 먹으면 혈관에 당이 올라가요. 이때 '당'을 세포로 이동시켜서 혈당을 낮춰주는 것이 '인슐린'이에요. 인슐린은 세포의 문을 열어주는 '열쇠'입니다. 그러나 과식을 할 경우 남는 포도당을 인슐린이 지방으로 저장하죠. 그래서 인슐린을 다이어트의 적이라고 부르는데, 하지만 인슐린은 다이어트의 적이 아니라 혈관의 당을 떨어뜨리기 위해 자기 일을 하는 것뿐입니다. 죄인이 아니에요.

다이어트를 하려면
탄수화물을 끊으라고 하는데, 왜?

오늘도 다이어트의 열풍 속에 사시는 여러분!

다이어트를 하면서 "탄수화물을 끊어야 해!"라는 말을 많이 들어 보셨죠?

하지만 탄수화물을 끊는 것은 불가능하다는 사실을 이전에 서술한 내용을 읽으시면서 이미 알고 계실 것으로 압니다.

A. 탄수화물을 끊을 수 없는 것은
먼저, 나의 의지로 끊으려고 하기 때문.

과연 나의 의지로 탄수화물을 끊을 수 있을까요?

우리 몸은 정말 영리하게 설계되어 있어요.

나의 의지로 탄수화물을 무작정 끊으려고 한다면, 마치 가벼운 바람에 날리는 종이배처럼 쉽게 흔들릴 수 있어요.

결국, 의지로만 다이어트를 시도하다가는 요요현상에 빠질 확률이 높아요.

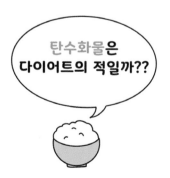

탄수화물은 **다이어트의 적일까??**

앞 장에서 항상성에 대해 설명했는데, 만약 우리 몸에 탄수화물이 부족하면 항상성은 우리 몸을 어떻게 맞추려고 할까요?

쉴 새 없이 탄수화물을 갈구하게 될 텐데 나의 의지로 견디는 것은 불가능하겠죠!

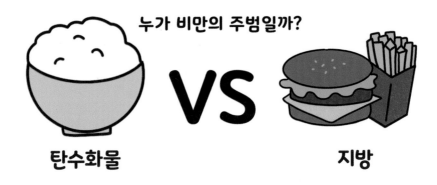

우리 몸은 탄수화물을 절대적으로 필요로 해요.

탄수화물은 우리 몸의 가장 중요한 에너지원으로 빠르게 작용하는데, 예를 들어, 갑자기 기운이 떨어지거나 빈혈이 있을 때 사탕 하나를 입에 물면 입안에서 달콤한 맛과 함께 에너지가 즉각적으로 충전되는 것을 느낄 수 있어요.

이는 당이 빠르게 흡수되어서 에너지원으로 전환되기 때문이에요.

다른 에너지원인 지방은 소화와 대사가 비교적 느리기 때문에, 긴급 상황에서의 에너지원으로는 적합하지 않아요.

그래서 어떤 다이어트 방법에서는 지방만을 에너지원으로 사용하라고 주장하지만, 이는 오히려 우리 몸에 무리가 갈 수 있어요.

지방만을 연료로 사용하다 보면 결국은 또 다른 건강 문제를 일으킬 수 있어요!

그렇기에 탄수화물과 지방 모두를 적절히 균형 있게 사용하는 것이 필요합니다.

B. 탄수화물뿐 아니라 '인슐린'이 다이어트의 적이라는 이야기

인슐린이란 말은 많이 들어 보셨을 텐데 인슐린이 어떤 역할을 담당하기에 인슐린이 '다이어트의 적'이라고 이야기할까요?

인슐린은 우리 몸에서 아주 중요한 역할을 하는 호르몬이에요.

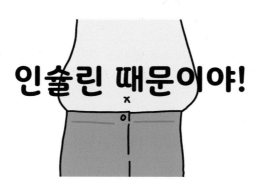

인슐린은 췌장에서 생성됩니다.

췌장 하면 생각나는 것 있으시죠! 바로 '소화효소'예요.

3대 영양소를 모두 소화하는 소화효소를 만드는 기관이 췌장이라고 배운 것 기억하시죠!

췌장에서는 크게 2가지 일을 하는데, 그 첫 번째가 소화효소의 분비이고, 두 번째가 호르몬의 분비인데 그 대표적인 호르몬이 바로 인슐린입니다.

여기서 이전에 배운 우리 몸의 균형추! 항상성이 등장해요!

항상성은 우리 몸이 내부 환경을 일정하게 유지하려는 능력이라고 했죠!

인슐린은 이 항상성을 유지하는데 필수적인 역할을 해요.

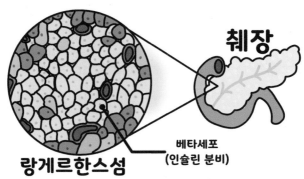

췌장

베타세포
(인슐린 분비)

랑게르한스섬

랑게르한스섬이라고도 불리며, 췌장의 베타세포에서
혈당을 낮추는 호르몬인 인슐린을 분비합니다.

음식을 섭취하면, 소화과정에서 탄수화물이 포도당으로 분해되고, 이 포도당이 혈액으로 들어가는데, 이때 혈당이 올라가게 됩니다.

혈당이 올라가면 항상성의 입장에서는 이 혈당을 낮추기 위해서 췌장의 '랑게르한스섬'에 있는 세포 중 '베타세포'를 자극해서 인슐린을 분비하게 되는 겁니다.

인슐린은 혈액 속에 혈당을 올리는 주체인 포도당을 세포로 옮겨주는 일을 해요.

세포에 포도당이 들어가는 통로, 바로 세포 입구에 비밀 문이 있어요.

그런데 이 통로의 문을 열기 위해서는 '열쇠'가 꼭 필요해요.

이 열쇠가 바로 인슐린이에요.

인슐린이 세포의 문을 열어주면, 혈관에 있던 포도당이 세포로 들어가서 에너지(ATP)를 만들 수 있도록 그 원료가 되는 겁니다.

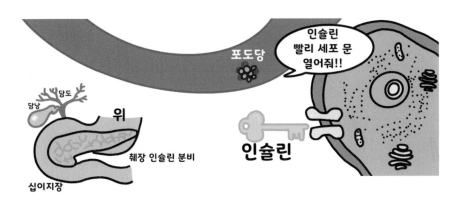

만약 인슐린이 충분히 생성되지 않거나 세포가 인슐린에 반응하지 않으면, 포도당이 세포로 들어가지 못하고 혈관에 남아 있어서 혈당이 높아지고 건강에 문제가 생기게 되는 겁니다.

또한 인체에 당이 넘쳐나서 잉여 포도당이 생기게 되면, 이 포도당을 지방으로 저장한다고 했는데, 잉여 포도당을 지방으로 저장하도록 돕는 것이 바로 인슐린이랍니다.

그래서 인슐린이 포도당을 지방으로 저장하는 것을 돕는다고 해서 인슐린을 비만의 주범으로 몰아가는 것입니다.

그런데 이것이 맞는 이야기인가요?

문제는 인슐린이 아니라 우리의 과식하는 식습관이 문제인데, 아무 죄 없는 인슐린이 죄인 취급받는 것이 맞는 건가요?

인슐린은 혈관에 높아진 당을 낮추기 위해서 일을 했을 뿐인데, 인슐린이 억울하지 않겠어요?

인슐린은 우리 몸의 혈당 조절을 하는 아주 중요한 호르몬인데, 비만의 주범으로 오명을 쓰고 있는 거죠.

결론적으로, 다이어트를 하려면 탄수화물을 끊는 것이 중심이 아니라, 균형 잡힌 식습관을 유지하는 것이 가장 바람직한 방법이라는 것을 깨달으셨을 거예요.

탄수화물을 적절히 섭취하면서 단백질과 지방을 골고루 조화롭게 먹는 것이 건강한 다이어트의 첫걸음입니다.

그러니 여러분, 탄수화물도 친구처럼 곁에 두고, 건강하게 다이어트를 이어가 보세요!

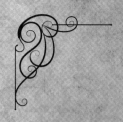

Chapter 09

탄수화물을 먹으면
지방이 쌓이는
메커니즘은?

- 비만의 이유 -

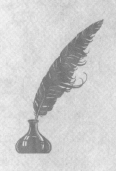

1. 음식물의 소화방식은 2가지가 있는데 '기계적 소화'와 '화학적 소화'가 있어요.

2. 우리 몸은 세포에서 에너지를 만드는데 이때 필요한 것이 '포도당'과 '산소'예요. 이 2가지를 합쳐서 세포에서 에너지를 만들어내요.

3. 과식하면 우리 몸이 어떻게 '탄수화물'을 '지방'으로 저장하는지 그 원리를 이해하는 데 초점이 맞춰져 있어요. 과식을 하면 몸은 에너지를 만들고 남는 포도당을 '백업'용으로 저장을 하는데, 2개의 창고에 저장해요. 작은 창고 '글리코겐'과 큰 창고 '지방'이 있어요.

4. 과식하면 지방에 쌓이는 당도 많아지고, 그러면 지방이 그만 먹으라는 호르몬을 분비해요. 이것이 '렙틴 호르몬'입니다. 호르몬의 원리를 이해하도록 호르몬 분비과정부터 작용까지 상세하게 설명되어있어요. 메커니즘을 이해하는 것이 중요해요.

5. 과식으로 지방이 축적되면 그만 먹어 호르몬 '렙틴'을 분비해서 배부름을 느끼게 하는데 그래도 먹으면 지방이 포도당을 세포에 넣지 못하도록 방해해요. 세포에 포도당이 들어가지 못하면 혈관에 당이 남아 있게 됩니다. 이렇게 세포에 당을 넣지 못하게 인슐린을 막는데 이것을 '인슐린 저항성'이라고 하고 이것이 당뇨병의 시작이에요.

탄수화물을 먹으면 지방이 쌓이는 메커니즘은?
- 비만의 이유

탄수화물이 우리의 주식으로 자리 잡은 지는 벌써 오랜 세월이 흘렀어요.

밥심으로 산다는 말이 있을 정도로 한국인은 밥에 진심이죠!

아침에 밥 한 그릇, 그리고 쉬지 않고 간식으로 먹는 빵과 면, 떡과 구황작물(고구마, 감자, 옥수수 등)까지!

특히, 우리는 정말 다양한 탄수화물로 만들어진 음식을 사랑하고 있죠.

이런 탄수화물들은 우리의 에너지원이자 맛있는 즐거움이기도 해요.

하지만, 탄수화물을 먹었을 때 내 몸에서는 어떤 일이 일어날까요?

이전에 탄수화물과 단백질, 지방의 소화과정을 설명했는데, 이제 더 깊이 있는 인체 메커니즘의 세계로 여러분을 안내하겠습니다.

궁극적으로 내가 살이 찌는 이유를 알기 위해서는 이번 장에서 설명하는 탄수화물이 우리 몸에서 지방이 되는 과정을 이해하는 것이 매우 중요합니다.

그래서 이번장 을 완전히 이해해야 내 몸의 변화를 정확히 알 수 있고, 그래야 다이어트에 성공할 수 있어요.

Step 6에서 탄수화물의 소화과정을 기술하였는데 기억하시나요? (혹시 기억이 가물가물하다면 Step 6을 다시 한번 읽어보길 추천합니다.)

탄수화물의 소화과정은 중요한 부분이라 다시 한번 간략하게 설명하고 지방이 되는 과정을 설명하겠습니다.

탄수화물 하면 생각나는 식품이 어떤 것이 있나요?

밥, 빵, 면, 떡, 구황작물(고구마, 감자, 옥수수) 및 이런 탄수화물을 가공해서 만든 식품을 우리는 매일 먹고 있어요!

이 탄수화물은 우리가 섭취하면 소화과정을 거치게 되죠!

소화과정은 2가지로 나뉘는데 하나는 '기계적 소화', 그리고 '화학적 소화'예요.

기계적 소화는 입의 저작운동, 그리고 위, 장의 연동운동이 있죠!

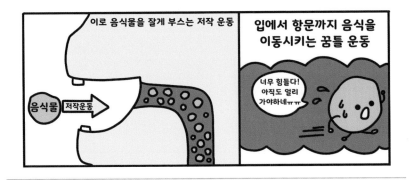

기계적 소화

그리고 쓸개즙도 기계적 소화에 속합니다.

쓸개즙은 화학적 소화 아니냐고요?

그렇지 않아요. 쓸개즙도 기계적 소화에 속합니다.

중요한 내용은 아니지만 구분하자면 그렇다는 거예요.

그럼 화학적 소화는 무엇일까요?

바로 소화효소가 화학적 소화로 구분되는 겁니다.

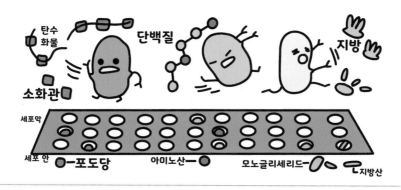

화학적 소화

자, 이제 식사를 해 볼까요?

우리가 너무도 좋아하는 대표 탄수화물인 '밥'을 먹습니다.

입을 통해 들어가겠죠!

그리고 씹는 과정에서 침이라는 아밀라아제를 통해서 밥은 점차 부드러워지기 시작해요.

이렇게 부드러워진 밥은 식도를 통해 위로 내려가죠!

기억하시죠! 위는 탄수화물을 분해하는 소화효소가 분비되지 않는다는 것을요.

위를 통과한 밥은 십이지장으로 내려가게 돼요.

자 이곳에서 만나는 소화효소!

췌장에서 만드는 소화효소인 아밀라아제가 십이지장에서 분비되죠.

췌장은 십이지장에 붙어있는 기관이라는 것! 장기의 위치를 기억하면 이해하기 쉬워져요.

마지막으로 미생물과 함께 소장에서 만들어지는 효소에 의해서 탄수화물의 최종적인 분해물인 포도당으로 분해됩니다.

이렇게 분해된 포도당은 소장을 통해서 혈관으로 흡수됩니다.

이때 포도당이 혈관에 들어가면 혈당이 높아지게 되죠.

혈당이 높아지면, 우리 몸의 항상성은 높아진 혈당을 낮추기 위해 췌장에서 인슐린을 분비하게 됩니다.

인슐린! 하도 많이 들어서 귀에 딱지가 지겠어요.

포도당의 최종 목적지는 세포라고 했어요.

세포로 들어가 이 포도당이 세포 내의 소기관에서 에너지원으로 만들어집니다.

포도당이 세포의 문을 열고 세포로 들어가려면 인슐린이 세포의 문을 열어줘야 해요.

다시 말해서 인슐린은 세포의 문을 여는 열쇠와 같다고 말한 것 기억하시죠!

이렇게 세포로 들어간 포도당은 에너지원이 된다고 했는데, 세포에서 에너지원을 만드는 작은 소기관이 있어요. 바로 '미토콘드리아'예요.

미토콘드리아는 포도당과 산소를 합쳐서 에너지원을 만들어요.

이 에너지가 있어야 우리가 '물질대사'(물질대사는 사람이 살아가기 위해 필요한 모든 활동)를 통해 살아갈 수 있는 겁니다.

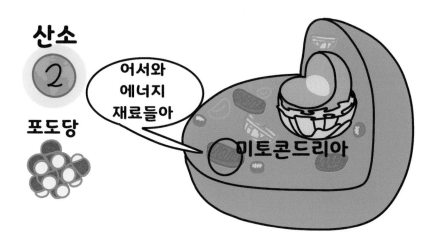

여기서 끝나면 너무도 좋겠지만 우리의 식습관은 절대 여기서 끝나지 않죠!

그럼 또 무엇을 할까요?

생각만 해도 군침이 도는 빵! 이 빵이 자기를 먹어 달라고 우리를 유혹해요. 이것은 도저히 참을 수 없는 유혹이죠!

우리는 "안 돼"라고 생각할 틈도 없이 빵을 입에 넣고 있는 우리의 모습을 보게 되죠!

그럼 다시 소화의 과정을 반복해 볼까요?

빵을 먹으면 이 빵은 소화과정을 통해서 최종 분해 산물인 포도당으로 분해돼요.

이렇게 최종 분해된 포도당은 어디로 가게 되죠? 맞습니다. 혈관이에요.

혈관에 포도당이 들어가면 혈당이 올라가겠죠!

그리고 항상성이 무너져서 우리 몸의 항상성은 췌장에서 인슐린을 분비하죠.

이렇게 분비된 인슐린에 의해 포도당은 세포로 진입하게 됩니다.

그런데 문제가 생겼어요.

어떤 문제일까요?

우리의 생활 방식을 생각해 보면 거기에 해답이 있겠죠!

절대 운동하지 않고 소파나 의자에 몸을 맡기는 우리들의 모습!

에너지를 사용하지 않는 우리들의 생활!

여러분의 아픈 곳을 찔렀나요?

너무 민망해하지 않아도 돼요. 사람들의 대다수가 그렇거든요.

에너지가 풍부한데도 불구하고 빵을 먹었으니 어쩔 수 없죠!

그런데 문제는 '포도당이 넘쳐나는 상황을 어떻게 해소하느냐'예요.

항상성의 입장에서는 높아진 혈당을 낮추려면 혈액에 있는 포도당을 다른 곳으로 이동시켜야 하는데, 어떻게 해야 할까요?

여기서 우리 몸의 신비함을 깨닫게 됩니다.

우리 몸은 나중에 먹지 못할 상황을 대비한 백업장치가 있다는 것! 아시나요?

이 백업장치를 이제부터는 창고라고 명명할게요.

남아도는 잉여 포도당을 저장할 창고는 크게 2가지가 있는데, 그 첫 번째 창고가 바로 간과 근육에 위치하고 있는 '글리코겐'이라는 창고예요.

글리코겐이라는 이름은 '당'(glyco)과 '물질'(gen)이 합쳐진 이름인데, 당은 포도당을 뜻하고, 물질은 생성된 물질을 의미하죠.

그래서 글리코겐은 포도당이 결합된 형태로 저장된 에너지원이에요.

자, 이제 남아도는 잉여 포도당을 처리해 볼까요.

세포의 열쇠인 인슐린은 잉여 포도당을 간으로 옮겨서 글리코겐이라는 작은 창고에 쌓기 시작합니다.

작은 창고인 글리코겐 창고로 혈관 속에 있던 잉여 포도당을 저장하고 나니 혈관 속에 높아졌던 혈당이 떨어져서 혈관이 안정을 찾았어요.

그래서 항상성도 정상으로 돌아왔어요. 인체의 신비가 느껴지시나요?

자 이제 빵도 맛있게 먹었고, 이제 소파에서 편안하게 TV를 시청해 볼까요.

재미있는 영화를 시청하고 있는데, 영화 속에서 배우들이 무엇을 먹고 있네요.

우리가 참을 수 없는 것!

무엇일까요? 바로 꼬불꼬불 라면이에요.

배우들이 얼마나 맛있게 먹는지 그걸 보는 나는 참을 수가 없어요.

어떻게 하죠!

고민하는 나의 모습과는 달리 제 몸은 벌써 물을 끓이고 있네요.

못 말리는 상황이죠!

라면 너무 맛있어요. 후루룩 쩝쩝.

좀 전까지 밥과 빵을 먹었는데, 며칠 굶은 것처럼 열심히 라면을 먹어대는 우리의 모습을 보면, 참 어처구니가 없죠.

그런데 이렇게 먹은 라면! 이 라면도 탄수화물인 것 아시죠?

탄수화물을 먹었다면 소화과정을 거쳐서 포도당이 되겠죠!

자, 이 포도당은 혈관으로 흡수되겠죠.

이렇게 혈관으로 포도당이 흡수되면 다시 혈당이 올라가고, 항상성에 의해 인슐린이 다시 출동하게 되죠!

그런데 우리는 지속적으로 먹으면서도 에너지를 사용하지 않고 뒹굴, 뒹굴….

포도당이 넘쳐나는 상황에서 혈관에 있는 포도당을 어딘가로 보내야 하는데, 아까 작은 창고인 글리코겐 창고는 꽉 채웠는데, 남는 포도당은 어디로 보낼 수 있을까요?

아마 다들 짐작했으리라 생각해요.

바로 우리 몸의 큰 창고인 '지방'이 있어요.

인슐린은 잉여 포도당을 지방이라는 큰 창고로 이동시켜서 저장하게 됩니다.

우리가 먹지 못할 때를 대비한 백업용 창고인 것이죠.

지방은 마치 에너지의 '저금통' 같아요.

필요할 때 꺼내 쓸 수 있도록 준비해 두는 거죠!

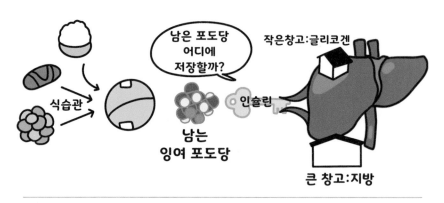

남는 포도당은 인슐린이 간의 창고로 이동

중요한 것은 바로 이런 원리로 우리 몸에 지방이 쌓이게 되고 우리가 살이 찐다는 것이죠!

이렇게 쌓인 지방이 우리 몸에 '피하지방'과 '내장지방'에 쌓이는 거죠!

"술을 마시지 않는데도 '지방간'이 생기는 이유는 뭐지?" 생각해 본 적 있으신가요?

바로 이런 우리의 식습관 때문에 술을 마시지 않는데도 불구하고 간에 지방이 쌓이고, 지방간이 생기게 되는 거죠!

결론적으로 문제는 잘못된 식습관인 것입니다.

그런데 여기서 끝나면 다행이죠.

우리 삶을 돌아본다면 절대 여기서 끝나지 않아요.

우리 삶 속에서 운동도 잘 안 하지만, 우리가 운동을 하지 못하게 하는 손안에 도파민 생성기, 바로 스마트폰이 우리를 운동하지 못하도록 묶어놓고 있어요.

이런 생활 속에서 넘쳐나는 먹거리는 우리 몸을 쉬게 하지 않죠.

에너지는 사용하지 않고 지속적으로 지방을 쌓아 놓는다면, 내 몸속 지방은 이렇게 지속적으로 지방이 축적되도록 그냥 내버려 두고 있을까요?

절대 아니죠!

우리 몸의 항상성은 끊임없이 쌓이는 지방을 더 이상 쌓이지 않도록 그만 먹으라는 신호를 보내기 시작해요.

"그만 먹어, 이 돼지야! 배부르단 말이야!"

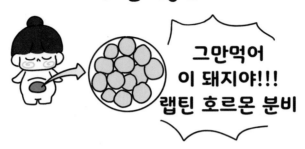

과도한 지방세포

그만먹어
이 돼지야!!!
랩틴 호르몬 분비

지방세포의 그만 먹으라는 '소리 없는 외침', 바로 '렙틴 호르몬'을 분비하기 시작해요.

이 렙틴 호르몬 덕분에 우리는 "아, 배불러. 이제 그만 먹어야지"라고 느끼게 되는 거죠.

이제 그만 먹어 호르몬으로 인해 배부르다고 생각한 우리는 더 이상 먹으려고 하지 않죠.

배가 부르니 몸이 나른해지면서 졸음이 쏟아지기 시작해요.

그런데 이때 우리를 잠자지 못하게 막는 핸드폰 벨 소리

 ~~~

옆집에 사는 친한 언니가 잠시 집에 들른다고 보자고 하는 거예요.

알겠다고 말하기가 무섭게 언니가 들어왔어요.

그런데 빈손으로 오지 않고 양손이 무거워 보이네요.

"언니 그건 뭐예요?"

"응. 앞에 떡집에서 방금 한 떡인데…" 하면서 꺼내는 떡! 찹쌀떡~~~

배가 불러서 그만 먹으려고 했는데 이건 참을 수 없지!

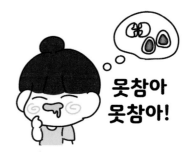

어느새 손이 먼저 나가고 있는 나의 모습은 좀 전까지 배불러 하던 모습은 온데간데없고, 입으로 들어가고 있는 건 찹쌀떡뿐…

떡! 맛있는 탄수화물이죠!

이 탄수화물이 또 입속으로 들어가기 시작해요.

우리의 소화계의 장기들은 또 쉬지 않고 열심히 일을 하며 소화하기 시작해요.

이런 걸 보면 우리 몸은 정말 착한 것 같아요.

소리 없이 자기들이 맡은 일을 열심히 하고 있으니까요.

이렇게 먹은 떡은 소화과정을 거치면서 포도당으로 분해돼요.

분해된 포도당은 다시 혈관으로 들어가서 혈당을 올리게 되죠.

올라간 혈당을 낮추기 위해 우리 몸의 균형추인 항상성은 다시 움직이기 시작해요.

항상성으로 인해 다시 출동한 인슐린은 혈당을 낮추기 위해 다시 지방으로 저장하게 돼요.

왜 에너지로 만들지 않느냐고요? 그건 아마 여러분들이 더 잘 아시리라 봅니다.

그런데 여러분!

아까 지방세포가 늘어날 때 지방세포가 우리에게 외친 소리가 있죠!

뭐죠?

바로 그만 먹으라는 소리였어요.

그런데 우리는 지방세포의 그만 먹으라는 소리를 무시했죠.

그리고 다시 지방을 쌓게 되었는데, 우리 몸의 지방은 성격이 까칠해요.

그만 먹으라고 했는데도 불구하고 다시 먹은 우리에게 지방은 화를 내기 시작합니다.

어떤 방식으로 지방이 화를 낼까요?

바로 세포의 문을 열어주는 열쇠의 역할을 하는 인슐린이 문을 못 열도록 막아서는 거예요.

인슐린이 세포의 문을 열려면 열쇠구멍(수용체)과 열쇠(인슐린)가 딱 맞아야 하는데, 이 열쇠 구멍이(수용체) 잘 맞지 않도록 지방이 방해하기 시작해요.

이것을 전문 용어로 '인슐린 저항성'이라고 해요. 인슐린이 작동하지 못하도록 저항한다는 거죠.

여러분 한번 생각해 보세요.

인슐린은 포도당이 세포로 들어가도록 하는 역할을 하는데, 세포에 포도당을 넣지 못하면 어떤 일이 벌어질까요?

포도당이 세포로 들어가지 못하면 포도당은 혈관에 남아 있게 됩니다.

포도당이 혈관에 남아 있다면 우리의 혈액 상태는 어떻게 될까요?

설탕물처럼 끈적끈적한 상태로 바뀌겠죠!

혈액에 당이 많은 상태! 바로 당뇨병이 생긴 겁니다.

우리 몸에 지방이 쌓이는 이유와 왜 살이 찌게 되는지를 우리들의 잘못된 식습관의 예를 들어서 설명했어요.

또한 이렇게 지방이 쌓이게 되고 이 지방으로 인해서 인슐린 저항성이 생기고, 이로 인해서 당뇨병이 찾아온다는 것을 알게 되었어요.

이 내용을 여러 번 읽어 보시면 당뇨병이 왜 생기는지 더욱 와 닿을 거예요.

이런 식습관이 하루 이틀이 아니라 수십 년간 지속되었다는 것을 보면 우리 몸이 참 오랫동안 참아왔다는 것을 알게 될 거예요.

자, 그럼 이렇게 잘못된 식습관으로 인해 생긴 당뇨병이 무엇인지 다음 장에서 조금 더 깊이 알아봐요.

THE
NEW
DIET
BIBLE

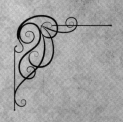
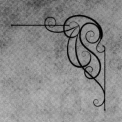

Chapter 10

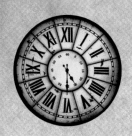

이게 당뇨라고?

- '지방'이 쌓이는 이유와 연결된 당뇨 -

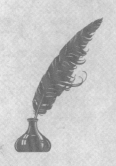

1. 지방이 포도당을 세포에 넣지 못하도록 방해해서 혈관에 당이 많이 누적되는 것이 당뇨병의 시작이라고 하는데, 이 당뇨가 생기면 당을 더욱 갈구하게 돼요. 당뇨가 발병한 사람들은 행동에 어떤 변화가 생길까요?

2. 당뇨는 식습관의 변화로 분명히 개선될 수 있어요. 식습관을 변화하지 않으면 평생 약물에 의지하며 살아야 해요.

3. 당뇨가 생겼다는 것은 혈관에 당이 많다는 거예요. 혈액이 설탕물처럼 끈적해지면 '합병증'이 생겨요. 대표적으로 눈, 신경, 심장, 신장 등 여러 기관에 문제를 일으키며, 혈관에 콜레스테롤이 쌓여 혈관이 막히는 '고지혈증'이 발생해요.

이게 당뇨라고?
- '지방'이 쌓이는 이유와 연결된 당뇨

지금까지 우리는 '지방'이 쌓이는 이유를 메커니즘의 관점에서 이해했으리라 봅니다.

몸속 독소를 빼면 결국 독이 빠지면서 지방도 빠지게 된다는 설명을 했는데, 다시 짚어보면 지방도 결국 독이라는 것을 명심해야 합니다.

그런데 살이 찌는 과정 속에 당뇨가 발병한다는 사실은 매우 중요한 일입니다.

또한 '디톡스'를 하게 되면 당뇨도 고쳐질 수 있다는 사실을 우리는 알게 되었어요.

그래서 건강한 다이어트, 즉 디톡스를 하게 되면 자연스럽게 건강해진다는 이야기가 되죠!

그러면 이제 당뇨의 진짜 모습을 낱낱이 파헤쳐 보고 다이어트와 어떻게 연결되는지 더 깊이 있게 짚어 볼 시간이에요!

먼저, 당뇨가 생기는 이유를 다시 한번 짚어보죠.

탄수화물, 즉 당을 참지 못해 생기는 질병이 바로 당뇨입니다.

밥, 빵, 면, 떡 기억하시죠!

탄수화물이 우리 몸에서 포도당으로 분해되고, 이 당이 지방으로 쌓이게 된다고 했어요.

이렇게 쌓인 지방이 그만 먹으라는 렙틴 호르몬을 분비했는데도 우리의 잘못된 식습관으로 인해 다시 먹게 되었죠!

그래서 화가 난 지방이 세포의 문을 여는 열쇠 역할을 하는 인슐린을 작동하지 못하게 인슐린 저항성이 생기도록 하면서, 이로 인해 우리 혈관 속에 포도당이 많이 남아 있는 상태가 된 거죠!

이렇게 우리 몸에 당뇨가 시작되었다는 것을 이해했을 텐데, 하지만 많은 사람들이 당뇨가 생겨도 큰 위기감을 느끼지 못해요.

왜냐고요? 아픈 상태로 인식하지 못하기 때문이에요.

당뇨약만 먹으면 당이 강제로 떨어지니까 본인이 생각하기에 병자라고 인식하지 않는 거죠!

그러나 식습관을 바꾸지 않으면 당뇨약을 평생 먹어야 한다는 사실, 잊지 마시길.

그렇다면 당뇨가 생기면 나의 생활이 어떤 변화가 생길까요?

쉬지 않고 당을 갈구하게 돼요. 왜 그럴까요?

그 이유는 인슐린 저항으로 인해 포도당이 세포로 들어가지 못하는 환경 때문이에요.

우리 몸의 세포는 지속적으로 포도당과 산소를 가지고 에너지를 만들어야 하는데 인슐린 저항성으로 에너지를 못 만드는 상황이 되었기 때문이에요.

이렇게 되면 세포는 배고프다고 뇌에 아우성을 치게 될 것이고, 이로 인해 우리는 합법적으로 당을 갈구하게 되는 거예요.

아마 여러분도 주변에 당뇨 걸리신 분이 하는 행동을 많이 보셨을 거예요.

쉬지 않고 당을 찾는가 하면, 먹고 또 먹어도 지속적으로 먹으려 하고, 특히 초콜릿, 아이스크림 등을 많이 찾기도 하고, 그리고 저녁때가 되면 액상과당이 들어간 음료수를 벌컥벌컥 마시는 모습을 많이 보았을 거예요.

이런 현상들이 당뇨병으로 나타나는 현상이죠.

노인 당뇨

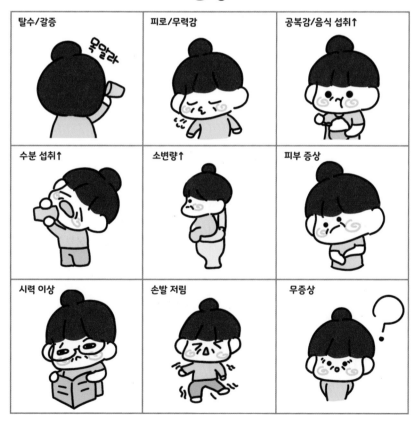

자신이 당뇨병인 것을 알고 병원에 가면 의사는 당뇨병약을 처방해 주죠.

그리고 꼭 하는 말이 있죠! 식습관을 관리하세요.

그러나 우리는 어떻게 관리해야 하는지를 알지 못하고, 알려고 하지도 않죠!

의사의 역할의 범위에는 여러분의 식습관 관리까지 들어가 있지는 않아요.

온전히 여러분의 몫인 거죠.

당뇨가 왜 무서운 병일까요?

그것은 당뇨는 합병증의 중심에 있는 질병이기 때문에 무서운 질병인 겁니다.

당뇨 합병증	눈 당뇨병성 망막병증
뇌 뇌졸중	심장 심근경색, 심부전
간 지방간, 간경변	신장 만성콩팥병, 신부전
생식기 성기능 장애	발 당뇨발

이전에 당뇨가 혈액이 포도당이 넘쳐서 끈적, 끈적한 상태라고 했죠!

우리의 혈액은 모든 장기에 돌아다니는데 혈액이 끈적, 끈적한 설탕물이라면 우리 몸의 장기는 어떤 상태가 될까요?

당뇨가 심해지면 눈, 신경, 심장, 신장 등 여러 기관에 문제가 생겨요.

특히 '고지혈증'이라는 친구가 등장하는데, 이 친구는 혈관에 콜레스테롤이 쌓여 혈관을 막히게 하는 녀석이죠.

결론적으로 과식은 지방을 쌓이게 만들고, 이렇게 쌓인 지방은 당뇨를 불러오고, 이로 인해 온몸에 합병증이 발생하는 과정이에요.

당뇨를 통해 혈관 속 당을 설명했는데, 이제 디톡스의 중요성이 체감되시나요?

온전한 다이어트를 하면 건강한 몸이 된다는 것!

이것이 올바른 다이어트입니다.

THE
NEW
DIET
BIBLE

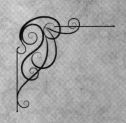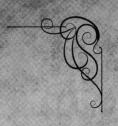

Chapter 11

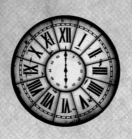

배고파 호르몬과
배불러 호르몬이 있다고?

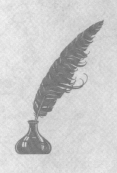

1. 배고파, 배불러 호르몬인 '렙틴'과 '그렐린 호르몬'이 다이어트를 방해하고 있어요. 이 두 호르몬의 균형이 매우 중요해요.

2. 배불러 호르몬이 렙틴인데 이 호르몬이 과도하게 생성되면 뇌에서 '렙틴 호르몬' 신호를 잘 받지 못하게 됩니다. 이것을 '렙틴 저항성'이라고 해요.

3. '렙틴 저항성'이 생기면 호르몬의 균형이 무너져서 배부름을 못 느끼는 상태가 돼요. 그렇게 되면 계속 먹도록 하는 배고파 호르몬인 '그렐린 호르몬'이 활성화되어 비만으로 가게 되는 악순환의 고리에 빠지게 됩니다.

4. '인슐린 저항성'은 당뇨병을 일으키는데, 인슐린 저항성이 '렙틴 저항성'도 유발해요. 이유는 인슐린 저항성이 뇌의 '렙틴 수용체'를 감소시키기 때문이에요.

5. 미생물이 만드는 물질인 '짧은사슬지방산'은 '렙틴 저항성'을 개선시켜서 호르몬의 불균형을 해소해요.

6. 배고파 호르몬인 '그렐린 호르몬'은 위에서 분비되는데, 위의 'G세포' 영역에서 그렐린 호르몬이 분비돼요.

배고파 호르몬과
배불러 호르몬이 있다고?

이제부터는 배고픔과 배부름의 비밀을 파헤쳐 볼까요?

마치 두 개의 마법사가 우리 몸 안에서 서로 싸우고 있는 듯한 이야기랍니다!

먼저, 배불러 호르몬인 '렙틴'에 대해 이야기해보겠습니다.

우리 몸에는 지방이 쌓일 때마다 렙틴이라는 호르몬이 생성돼요.

렙틴은 마치 체중 관리의 수호자처럼 행동해요!

지방세포에서 나와서 뇌에 신호를 보내고, "이제 충분히 먹었으니 더 이상 먹지 말자!"라고 경고하죠.

그런데 이런 신호를 지방세포에서 보내는데도 불구하고 지속적으로 지방이 쌓이면 어떻게 될까요?

여러분, 인슐린 저항성 기억하시나요?

이와 비슷하게 렙틴도 저항성이 생기게 돼요. 바로 '렙틴 저항성'인 거죠!

렙틴 저항성에 대해 그 메커니즘에 입각해서 좀 더 상세하게 들어가 볼까요?

A. 지방 축적

지방세포(지방조직)에서 지방이 쌓이면, 이들 세포는 렙틴이라는 호르몬을 분비해요. 렙틴은 배불러 호르몬이라고 한 것 기억하시죠!

렙틴은 체중 조절에 중요한 역할을 하며, 뇌에 신호를 보내어 그만 먹으라고 식욕을 억제하고 에너지 소비를 증가시키는 원리로 작동해요.

B. 렙틴의 신호 전달

렙틴이 혈액을 통해 뇌로 이동해서 뇌의 시상하부에 있는 '렙틴 수용체'에 결합하게 되죠. 이렇게 신호가 결합하면 '그만 먹으라는 신호'가 활성화돼요. (뇌의 시상하부는 우리 몸의 신호체계인 호르몬을 조절하는 대장으로, 이곳에서 각종 호르몬을 컨트롤 해요.)

C. 지속적인 지방 축적

우리의 잘못된 식습관을 통해서 지속적으로 지방이 쌓이게 되면, 혈중에 렙틴 농도가 높아지게 돼요.

그런데 처음에는 뇌가 렙틴 신호를 잘 인식하지만, 지방이 과도하게 쌓이고 랩틴호르몬이 과도하게 많아지면 점차 이 신호에 대한 민감도가 떨어지기 시작해요.

결국 과식으로 인해 뇌의 렙틴 신호의 민감도가 떨어지게 되는 것이죠

D. 렙틴 저항성 발생

과도한 렙틴 신호에 의해 뇌에서 렙틴 신호에 대한 민감도가 떨어지는 일이 지속되면, 이 렙틴 신호를 뇌는 무시하게 되는 상황이 발생합니다.

그렇게 되면, 식욕이 억제되지 않고, 다시 말해서 배부르다는 신호를 뇌에서 받아들이지 못하게 되고, 이때 반대 호르몬인 배고파 호르몬을 지속적으로 활성화하게 되므로 우리는 계속해서 음식을 갈구하게 됩니다.

이런 반복된 과정에서 렙틴의 과잉은 뇌신경세포의 기능을 저하시켜서 렙틴 수용체의 수를 줄이거나 그 기능을 저하시키는 '염증 반응'을 유발하게 되는 거예요.

E. 염증 반응

비만 상태에서는 체내 염증 물질이 증가하게 되는데, 이는 렙틴의 신호 전달 경로를 방해하게 돼요.

염증은 렙틴 저항성을 더욱 악화시키고, 뇌의 감수성을 떨어뜨리게 되는 거예요.

F. 악순환의 시작

렙틴 저항성이 생기면, 뇌는 더 많은 렙틴을 요구하게 되고, 이에 따라 지방세포는 더 많은 렙틴을 분비하게 됩니다.

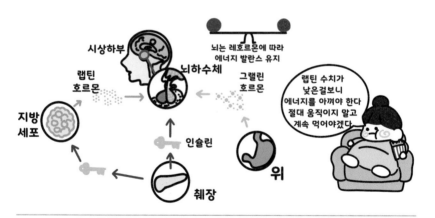

렙틴 저항성이 생기는 과정

렙틴을 과도하게 요구한다는 것은 다시 말해서 지방이 계속 축적된다는 것이죠.

결과적으로, 우리 몸은 계속해서 식욕을 느끼고 더 많은 음식을 섭취하게 되어 비만으로 이어지는 악순환의 고리에 빠지는 결과를 초래하게 되죠.

지금까지 렙틴 저항성이 생기는 이유를 설명했는데 이해되시나요?

렙틴 저항성은 단순한 호르몬의 문제가 아니라, 체중 조절에 있어서 매우 복잡한 생리학적 과정임을 알아야 해요.

이런 기전이 우리 몸에서 일어나는데, 나의 노력으로 살을 빼는 것이 가능한 일일까요?

그러나 이런 문제에 대해 정확하게 접근하고 이를 이해하면 비만 문제를 해결하는 데 더 나은 접근법을 찾을 수 있어요.

TIP

'인슐린 저항성'과 '렙틴 저항성'의 관계

인슐린 저항성은 렙틴 저항성을 부추깁니다.

인슐린 저항성이 발생하면, 우리 몸은 인슐린에 대한 반응이 감소하게 돼요.

이는 마치 인슐린이라는 열쇠가 자물쇠(인슐린 수용체)에 잘 맞지 않는 것과 비슷한데, 그래서 혈당 조절이 어려워지고, 혈당이 높아지는 상태가 지속되게 됩니다.

렙틴 저항성과 인슐린 저항성은 서로 연관되어 있습니다.

렙틴은 지방세포에서 분비되는 호르몬으로, 뇌에 식욕을 조절하는 신호를 보냅니다.

렙틴이 뇌에 도달하면, 우리는 배부름을 느끼고 식욕을 억제해요.

하지만 인슐린 저항성이 발생하면, 렙틴의 신호도 감소하게 됩니다.

그 이유는 인슐린은 렙틴 수용체의 수를 증가시켜서 렙틴 신호를 강화시키는데, 인슐린 저항성이 발생하면, 인슐린이 렙틴 수용체의 수를 증가시키는 능력이 감소하게 되는 거죠.

이로 인해 렙틴 신호가 감소하게 되고, 식욕 조절이 어려워져요.

이는 마치 인슐린 열쇠가 자물쇠에 잘 맞지 않는 것처럼, 렙틴 신호도 뇌에서 제대로 전달받지 못하는 상태가 되면서 렙틴 저항성이 생기는 거예요.

그래서 인슐린 저항성이 발생하면, 혈당 조절이 어려워지고, 뇌에 렙틴 수용체의 문제로 연결되고, 이로 인해 렙틴 저항성이 생기면 '배불러 호르몬'과 '배고파 호르몬'의 균형이 무너지면서 과식으로 우리를 안내하게 되는 겁니다.

T I P

짧은사슬지방산(SCFA)

'짧은사슬지방산'(SCFA)이라고 미생물이 만드는 대사물질 기억하시나요.

렙틴 호르몬과 이 짧은사슬지방산은 아주 밀접한 관계가 있어요.

짧은사슬지방산은 장에서 생성된 후 혈액으로 들어와 여러 조직에 작용하는데, 특히 렙틴 수용체의 민감성을 증가시키는 데 도움을 주게 돼요.

이는 렙틴 수용체의 발현을 높이고, 수용체가 렙틴과 더 잘 결합하게 도와주는 역할을 합니다.

짧은사슬지방산은 염증을 줄이는 데 중요한 역할을 해요.

이 염증을 줄여줌으로써 지방세포에서 렙틴의 분비를 촉진하게 하고, 렙틴 호르몬이 뇌에 잘 전달되도록 도와주게 되죠!

결론적으로, 짧은사슬지방산은 렙틴 저항성을 감소시키는데 아주 중요한 역할을 한다는 겁니다. 미생물이 만드는 대사물질 놀랍죠!

장 건강이 정말 중요한 사실, 잘 깨닫길 바랍니다.

지금까지 '배불러! 그만 먹어' 호르몬인 렙틴 호르몬과 지방 축적이 많아져서 렙틴 수용체가 둔감해지는 렙틴 저항성에 대해서 배웠어요.

TIP

배고파 호르몬(그렐린 호르몬)

그렇다면 우리 몸에는 그만 먹으라는 호르몬만 있을까요?

당연히 그렇지 않겠지요.

'그만 먹어'와 반대되는 '배고파 호르몬'도 있다는 사실!

이제 배고파 호르몬인 '그렐린 호르몬'을 소개할게요!

배꼽시계라고도 불리는 그렐린 호르몬은 소화 기간의 대표 장기인 위에서 분비되는데, "배고파요! 배고파요!"라고 외치는 작은 벌레 같아요.

이 호르몬이 활성화되면, 위가 쿨쿨거리며 우리에게 "밥 먹자!"라고 재촉하죠.

상상해 보세요, 위 속에서 그렐린이라는 벌레가 춤을 추고 있네요! '배고픔의 댄스파티!'

위에서 분비된 배고파 호르몬인 그렐린이 분비되어 혈액으로 들어가면 뇌의 '시상하부'에 있는 '그렐린 수용체'에 결합하게 되고, 이렇게 그렐린 수용체에 결합하면 식욕을 자극하고, 음식 섭취를 늘리게 됩니다.

그렐린과 렙틴은 서로 상반된 관계를 가지고 있어요.

렙틴은 지방량이 증가하면 배부름을 느끼게 하고 식욕을 억제하는 역할을 하는 반면, 그렐린은 위장관에서 분비되는 호르몬으로, 공복 상태에서 배고픔을 느끼게 하고 식욕을 자극하는 역할을 하죠.

이 두 호르몬은 마치 서로 다른 음악을 틀고 있는 DJ 같아요.

렙틴은 느린 발라드를, 그렐린은 신나는 댄스를 틀고 있는 거죠!

그리고 이 모든 조절은 우리의 뇌에서 이루어져요.

뇌에 있는 시상하부라는 부분이 배고픔과 배부름을 감지하고, 두 호르몬의 신호를 조절해요.

마치 뇌가 DJ처럼 두 호르몬의 음악을 조정하면서, 우리가 언제 먹고 언제 그만 먹어야 할지를 결정하는 거죠!

그런데 문제는 지방세포가 지속적으로 축적되어 렙틴 저항성이 생겨날 때예요.

렙틴이 뇌에서 식욕 억제를 제대로 하지 못하면, 뇌는 여전히 '에너지가 부족하다'라고 인식하게 돼요. 따라서 배고프다는 신호를 증가시키고 이를 통해 음식을 갈구하게 되는 거죠!

렙틴 저항성은 뇌를 통해 위에서 분비되는 그렐린 호르몬을 자극하게 되는데, 그렐린 호르몬은 주로 위의 G세포에서 생성되며, 위가 비어 있을 때 주로 분비돼요.

렙틴 저항성으로 인해 뇌에서 그렐린 호르몬의 분비를 더욱 촉진하는 신호가 활성화되는 거죠.

그렐린 호르몬이 혈액을 통해 뇌의 시상하부에 도달하면, 식욕을 자극하고 음식 섭취를 증가시키는 신호를 보내고, 식사를 하게 되는데, 식사 후 렙틴 호르몬이 분비되어 배부르다는 신호를 보내야 하지만 렙틴 저항성이 계속되는 경우, 뇌는 여전히 배고프다는 그렐린 호르몬의 작용에 민감하게 반응하는 거예요.

따라서 식사 후에도 식욕이 억제되지 않고, 그렐린 호르몬이 지속해서 자극되면 계속해서 먹고 싶어지고, 이 식욕을 억제할 수가 없는 상태가 되는 거예요.

결론적으로, 렙틴 저항성이 생기면 뇌는 위를 자극하여 그렐린을 활성화시키고, 이는 식욕 증가로 이어진다는 원리입니다.

이런 호르몬의 과정은 비만과 체중 증가에 가장 중요한 부분이라고 할 수 있어요.

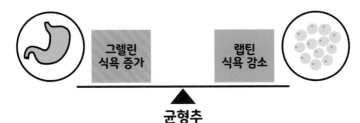

배고픔&식욕 호르몬

그렐린
식욕 증가

렙틴
식욕 감소

균형추

결국, 이 모든 것을 조절하는 것은 우리의 신체 신호와 호르몬들이에요.

배고픔과 배부름의 싸움에서 승리하려면, 이 두 마법사의 신호를 잘 이해하고 조절하는 것이 중요하답니다.

그렇다면, 여러분은 어떤 음악을 듣고 싶나요? 배고픔의 댄스파티일까요? 아니면 배부름의 발라드일까요? 선택은 여러분의 몫이에요!

T I P

위의 G세포란?

A. 'G세포' 개요

G세포는 위 점막에서 발견되는 특수한 세포로, 주로 위의 기저부(위의 상단 부분)와 유문 부위(위의 하단 부분)에 위치해요.

이 세포는 그렐린이라는 호르몬을 분비합니다.

B. 호르몬 분비

G세포는 음식 섭취가 없을 때, 즉 위가 비어 있을 때 그렐린 호르몬을 분비하며, 이 호르몬은 식욕을 자극하는 호르몬입니다.

C. 식욕 자극

G세포가 분비하는 그렐린 호르몬은 뇌의 시상하부에 그렐린 호르몬의 수용체와 결합하여 식욕을 증가시켜요.

이는 식사가 없을 때 에너지를 보충하기 위한 생리적 반응이죠!

우리가 스트레스를 받게 되면 무엇인가 먹고 싶어지죠! 왜 그럴까요?

스트레스로 인해 스트레스 호르몬인 '코르티솔'이 증가하면 G세포를 자극하여 그렐린 호르몬의 분비에 영향을 줄 수 있어요. 이것이 스트레스를 받게 되면 식욕이 증가하는 이유입니다.

우리는 가끔 비만인 사람의 치료를 위해 위를 절제하는 위 절제술을 진행하는 뉴스를 접해 보았을 거예요.

위 절제술을 하는 것이 위에 담아놓는 음식의 양을 줄여주므로 비만이 해결된다고 생각할 수 있는데, 사실은 전혀 그렇지 않아요.

위 절제술은 위의 일부 또는 전체를 제거하는 수술로, 비만 치료나 위암 등의 이유로 시행되는데, 이 위의 절제를 하는 이유는 위 일부를 제거함으로써 G세포의 수가 줄어들어서 그렐린 호르몬의 분비가 감소하는 원리인 거예요.

그렐린 호르몬의 수치가 줄어들면 식욕이 감소하게 되어, 환자가 더 적은 양의 음식을 섭취하게 되는 거죠!

GASTRIC PIT
위샘은 위벽의 상피세포에서 분비되는 위액과 소화효소를 생성하는 역할을 합니다

SURFCE MUCOUS CELL

위샘의 표면 점액세포는 점액을 생성하여 위벽을 보호하고 소화과정을 돕는 역할을 합니다

Lamina propria
점막하층은 위벽의 중간층으로 혈관과 림프관, 신경 등이 분포하며 위벽과 영양과 면역 기능을 지원합니다

MUCOUS NECK CELL

점액목세포는 표면점액세포와 마찬가지로 점액을 생성하며, 위벽을 보호하고 소화과정을 원활하게 한다

GASTRIC GLANDS
위샘은 위액과 소화효소를 생성하는 역할을 합니다
주로 위샘의 주세포에서 위산이 분비되고 위샘의 다른 세포에서 소화효소가 분비됩니다

PARIETAL CELL

벽세포는 위산(염산)을 분비하여 소화과정을 돕고, 위산의 pH를 조절하여 영양소의 흡수를 돕습니다

Muscularis mucosae
점막근층은 위벽의 근육층 중 하나로 위벽의 수축과 이동을 조절하여 음식물의 소화와 이동에 도움을 줍니다

CHIEF CELL

주세포는 소화효소인 펩신을 생성하여 단백질 소화를 돕습니다

Submucosa
점막하층은 위벽의 중간층으로 혈관과 림프관, 신경 등이 분포하며 위벽의 영양과 면역기능을 지원합니다

G CELL

G세포는 위산 분비를 조절하는 호르몬인 가스트린을 분비하여 위산 분비를 하도록 합니다
그렐린이라는 호르몬을 분비합니다

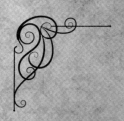
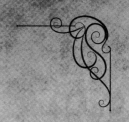

Chapter 12

이렇게 쌓인 살을 빼기 위한
중간 정리

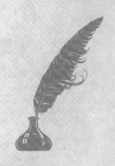

1. 지금까지 설명했던 내용을 전체적으로 정리하고 가는 CHAPTER예요.

2. 미생물의 불균형으로 생성되는 '뚱보균', 우리 몸의 균형추인 '항상성', 세포의 열쇠로 포도당을 세포로 넣어주는 역할을 하는 '인슐린'은 과식으로 남는 포도당도 간으로 이동해서 저장시켜요. 이 저장은 백업용으로 글리코겐과 지방으로 저장됩니다.

3. 지방이 과도하게 축적되면 지방세포가 그만 먹으라는 렙틴 호르몬을 생성해서 배부르게 하는 메커니즘이 있어요.

4. 렙틴 호르몬이 분비되었는데도 과도하게 지방이 축적되면 세포의 열쇠인 인슐린이 작동하지 못하도록 인슐린 저항성이 발동되죠! 이래서 생긴 질병이 바로 당뇨예요.

5. 그만 먹으라는 렙틴 호르몬을 뇌에서 정상적으로 인식하지 못하는 렙틴 저항성이 생겨요. 그래서 배고파 호르몬인 그렐린 호르몬이 계속 활성화되어서 계속 먹게 되죠. 이것이 '호르몬 불균형'이에요.

이렇게 쌓인 살을 빼기 위한 중간 정리

여러분! 이제 우리가 쌓인 지방을 어떻게 빼는지 이야기해 볼 시간이에요!

그동안 왜 살이 찌는지? 그리고 이 살이 찌는 과정에서 어떤 호르몬이 작용하고 있었는지를 이해했을 거라 생각해요!

우리 몸에 지방이 쌓이는 이유는 탄수화물, 즉 당을 과하게 섭취하고 그것을 소화할 수 있는 인슐린의 작용이 제대로 이루어지지 않았기 때문이에요.

또한 잘못된 식습관인 과식으로 인해 지속적으로 지방이 축적되어서, 배고파 호르몬과 배불러 호르몬의 불균형이 발생했죠!

그로 인해 계속해서 배고픔은 느끼게 되고 배부름을 느끼지 못하는 상태의 식습관을 지속하여 끊임없이 지방이 쌓이는 사이클에 빠져버린 거죠.

이런 메커니즘을 이해하였다면, "그럼 지방을 어떻게 빼야 하지?"라는 질문에 답하기가 한층 쉬워집니다!

자, 함께 정리해 볼까요.

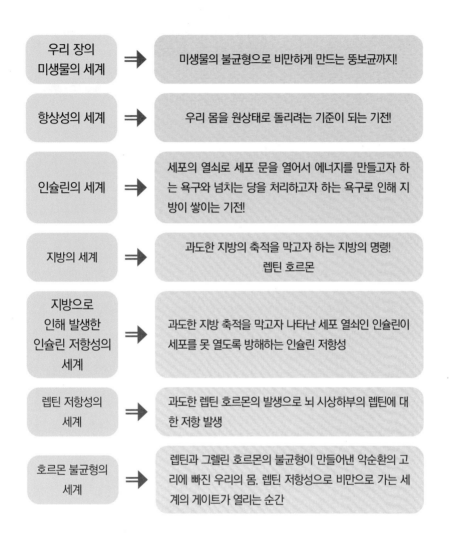

우리 장의 미생물의 세계	⟹	미생물의 불균형으로 비만하게 만드는 뚱보균까지!
항상성의 세계	⟹	우리 몸을 원상태로 돌리려는 기준이 되는 기전!
인슐린의 세계	⟹	세포의 열쇠로 세포 문을 열어서 에너지를 만들고자 하는 욕구와 넘치는 당을 처리하고자 하는 욕구로 인해 지방이 쌓이는 기전!
지방의 세계	⟹	과도한 지방의 축적을 막고자 하는 지방의 명령! 렙틴 호르몬
지방으로 인해 발생한 인슐린 저항성의 세계	⟹	과도한 지방 축적을 막고자 나타난 세포 열쇠인 인슐린이 세포를 못 열도록 방해하는 인슐린 저항성
렙틴 저항성의 세계	⟹	과도한 렙틴 호르몬의 발생으로 뇌 시상하부의 렙틴에 대한 저항 발생
호르몬 불균형의 세계	⟹	렙틴과 그렐린 호르몬의 불균형이 만들어낸 악순환의 고리에 빠진 우리의 몸. 렙틴 저항성으로 비만으로 가는 세계의 게이트가 열리는 순간

지금까지 정리한 내용을 이해하셨다면, 여러분은 이제부터 살을 뺄 준비가 된 겁니다.

이제 여러분이 궁금해하실 부분!

"쌓인 지방을 어떻게 빼느냐"라는 부분에 대해 문을 열어보죠!

지금까지 다이어트 방법으로 다이어트 식품을 먹고, 헬스장에서 힘들게 운동하거나, 굶는 등 다양한 시도를 해보셨겠죠?

하지만 그런 방법들이 왜 실패했는지 잘 생각해 보면서 글을 읽어 나가시기 바랍니다.

THE
NEW
DIET
BIBLE

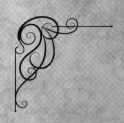
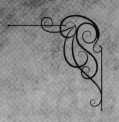

Chapter 13

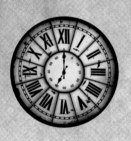

'정글의 법칙'에 초대되어
살 빼기

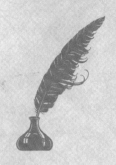

1. 정글의 법칙에 초대되어서 생존하는 과정을 통해 우리 몸에 어떤 변화가 일어나는지, 인체 변화에 따른 '저혈당'에 대해 설명해요.

2. 인체의 글리코겐 창고는 간과 근육에 있는데 저혈당이 되었을 때 간의 글리코겐을 사용해요. 근육의 글리코겐은 근육 내에서 사용되는 에너지원이에요.

'정글의 법칙'에 초대되어 살 빼기

여러분! 지금부터는 살이 빠지는 원리에 대해 이야기 나눠 볼 거예요.

살이 찌는 이유를 알아봤다면, 이제는 살이 빠지는 방법을 제대로 이해해야죠.

이전에 제가 좋아하는 2가지 프로그램 이야기한 적이 있죠!

〈나는 자연인이다〉와 예전의 인기 예능 프로그램이었던 김병만의 〈정글의 법칙〉이라고 말했었죠.

아직 보지 못한 분들을 위해 간단히 설명하자면 〈정글의 법칙〉은 정글에 가서 집을 짓고, 사냥하며 끼니를 해결하는 '리얼 예능 생존 프로그램'이에요.

여러분들의 살을 빼는 방법을 설명하기에 앞서 여러분을 먼저 '정글의 법칙'에 초대해서 정글에서 생존했던 방법을 토대로 살을 빼는 비법을 설명하겠습니다.

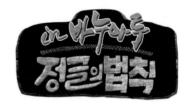

자, 준비되셨나요?

이제 여러분을 정글에 초대해 보겠습니다. 기쁘시죠?

그럼 정글행 비행기에 오르시죠!

정글에 도착했습니다. 여러분이 방문한 곳은 '바누아투'라는 섬이에요. 바누아투는 남태평양에 위치한 섬나라예요.

오스트레일리아 동쪽, 피지와 뉴칼레도니아 사이에 있으며, 약 80개의 섬으로 이루어져 있어요. 아름다운 해변과 열대우림으로 유명하고, 다양한 문화와 전통이 있는 곳이죠!

어때요? 장소를 잘 잡았죠!

자, 바누아투에 도착한 여러분을 환영합니다.

바누아투는 열대 기후로, 연중 따뜻한 날씨이고 강렬한 햇볕이 내리쬐는 곳입니다.

강한 햇빛 때문에, 자외선 차단제는 필수죠!

자, 정글에 입성했습니다.

프로그램을 보신 분이라면 모두 아는 이야기이겠지만, 정글에 도착하면 밥이나 또는 간식 같은 먹을 것을 주나요?

절대 아니죠! 절대 주지 않아요!

오히려 몰래 숨겨놓은 음식까지도 빼앗기죠.

그럼 정글에서 이제부터 무엇을 해야 할까요?

두 개의 팀을 나눠서 정글을 탐사하고, 며칠 동안 생활할 장소를 찾게 되죠!

이때 우리가 알아야 할 것은 아무것도 먹지 못한 채로 더운 날씨와 뜨거운 태양 아래에서 몸의 에너지를 엄청나게 소비하게 되는 거죠.

먹을 수 있는데 안 먹는 게 아니에요. 먹을 것이 없는 겁니다.

강제로 못 먹게 하는 상황이라는 거죠. 알아서 해결해야 해요.

우리 몸의 에너지원인 탄수화물을 먹지 못하는 상황에서 날씨와 환경은 우리 몸의 에너지를 끌어 쓰기에 매우 적합한 상황이죠.

여러분은 섬을 돌아다니며 집을 지을 좋은 장소를 열심히 찾고 있어요.

자, 드디어 생존할 터를 찾았어요. 그곳에 집을 지어야 합니다.

이제부터 집을 지을 사람과 먹을 것을 찾으러 가는 사람들로 팀을 다시 나눕니다.

여러분은 집을 지어야 하는 팀에 배정되었습니다.

자, 지금부터 무엇을 해야 한다고요?

부지런히, 그리고 열심히 집을 지어야죠! 영차!

집을 짓기 위해 나무를 베고 있는 여러분. 날씨도 더운데 내리쬐는 햇볕은 너무 따가울 정도네요!

땀은 나는데 군소리 없이 열심히 일하는 여러분의 몸속에서는 어떤 일이 일어날까요?

여러분의 혈관 속에 있던 당을 모두 끌어 모아서 세포로 넣고 있어요.

여러분의 세포에 있는 작은 기관인 '미토콘드리아'에서는 여러분의 호

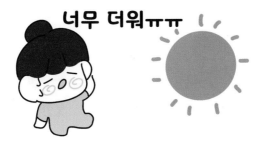

흡을 통해 들어온 '산소'와 혈관 속에 있던 포도당을 섞어서 쉴 새 없이 '에너지'를 만들고 있어요.

그런데 여러분, 이 더운 날씨에 밥은 먹었나요? 못 먹었어요.

먹지도 못하고 열심히 일을 하다 보면 어떤 일이 일어날까요?

바로 혈관에 있던 당을 모두 에너지를 만드는 데 써버리고, 혈관에 당이 사라져 버려요.

큰일입니다! 여러분은 먹을 것이 없는 상태에서 당이 떨어져 버렸어요.

당이 떨어졌다는 것은 무엇을 의미하나요?

바로 '저혈당' 상태에 빠졌다는 것을 의미합니다.

정말 큰일이죠! 혈당이 높을 때는 심각한 문제가 발생하지 않지만 저혈당은 달라요.

우리 몸이 위급한 상황인 거죠!

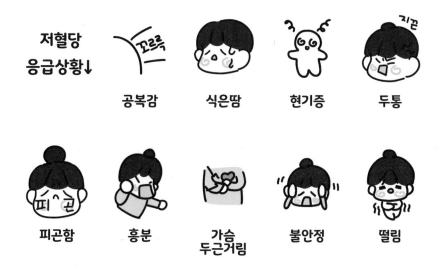

저혈당은 혈당이 너무 낮아져서 에너지를 제대로 만들지 못하는 위험한 상황이에요.

빠르게 힘이 빠지고, 심한 경우에는 의식을 잃을 수도 있답니다.

여러분은 이런 상황에서 무엇을 어떻게 해야 할까요?

바로 에너지를 보충해야 해요!

그러나 여기는 정글이라는 것! 먹을 수 없는 상황이라는 거죠!

그러나 여러분! 걱정하지 마세요.

우리 몸은 이때를 대비해서 2개의 창고에 남은 잉여 포도당을 저장해 놓는다는 것, 기억하시나요?

여기서 다시 한번 복습하고 넘어가 보겠습니다.

우리가 끊임없이 과식할 때 먹었던 탄수화물 기억하시죠!

이렇게 먹었던 탄수화물이 포도당으로 분해됐었죠!

이 포도당은 세포에서 에너지를 만드는 데 사용됐었는데, 남는 잉여 포도당은 나중을 위해서 창고에 저장해 놓았었죠.

이 창고 기억하시나요?

작은 창고 이름이 뭐였죠? '글리코겐' 창고, 이제 기억나시죠.

그리고 큰 창고 이름이 무엇이었죠? 바로 '지방' 창고였죠!

이제 우리가 남은 잉여 포도당을 저장했던 창고에서 포도당을 빼내어 사용할 때입니다.

창고에 저장되어 있던 포도당을 어떻게 해야 우리 몸은 이것을 빼내서 사용할 수 있을까요?

그리고 우리 몸은 간과 근육에 저장되어 있는 글리코겐과 지방 중에 어떤 창고에 들어 있는 포도당을 먼저 사용하게 될까요?

바로 작은 창고에 들어있는 글리코겐을 먼저 사용하게 됩니다.

그렇다면 작은 창고의 글리코겐은 간과 근육에 저장되어 있다고 했는데, 이렇게 각각 저장된 글리코겐은 각자 어떤 식으로 사용하게 될까요?

간과 근육에 저장되어 있는 글리코겐 창고를 살펴보면 각각 사용되는 용도의 차이가 있어요.

첫 번째 근육에 저장된 글리코겐은 근육 내에서 주로 사용되는 에너지 원이며, 일반적으로 혈액으로 잘 방출되지 않아요.

그러므로 근육의 글리코겐은 저혈당 상태의 근본적인 대책이 될 수 없어요.

그럼 두 번째 간에 저장된 글리코겐 창고는 어떻게 될까요?

바로 간에 저장되어 있는 글리코겐이 빠져나와서 혈액의 저혈당 상태를 해결해 주는 소방서 역할을 하게 되는 겁니다.

자, 그럼 이 글리코겐이 어떻게 분해되어서 빠져나오는지를 다음 장에서 조금 더 깊이 있게 설명해 드리도록 하겠습니다.

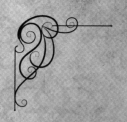
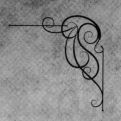

Chapter 14

배고파!
배고파!
'글루카곤'이 필요해

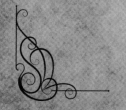

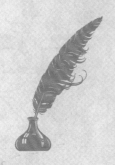

1. 이번 챕터에서는 일차적으로 간의 '작은 창고'에 저장된 '글리코겐'이 포도당으로 전환되는 과정을 설명해요.

2. '저혈당'이 찾아왔을 때, 우리 몸의 '항상성'은 췌장의 '인슐린 호르몬'에 반대되는 '글루카곤 호르몬'을 '알파세포'에서 분비해요. 그래서 간의 '작은 창고'에 저장되어 있는 글리코겐을 포도당으로 변환해서 저혈당을 해결하게 돼요.

3. 혈당조절 '항상성'의과정. 췌장에서 '인슐린'의 반대되는 호르몬인 '글루카곤'의 생성과정 요약입니다.
   저혈당 ⋯▸ 췌장 '알파세포'에서 '글루카곤' 활성화
   　　　 ⋯▸ 간의 작은 창고 '글리코겐'이 포도당으로 변환
   　　　 ⋯▸ 저혈당 해결

배고파! 배고파!
'글루카곤'이 필요해

정글의 높은 온도와 뜨거운 햇살이 쉴 새 없이 내리쬐고 있어요.

이 더운 날에 집을 짓고 있다면, 엄청난 에너지가 소모되겠죠?

그런데 이럴 때 '저혈당'이 온다면 정말 무서운 상황이 닥친 것입니다!

과연 우리 몸은 어떻게 이 위기를 극복할까요?

자, 이제 작은 창고에 저장된 '글리코겐'을 한번 빼내 볼까요?

여러분, 기억하시나요?

혈관에 있는 포도당을 세포에 넣을 때 인슐린을 사용한다고 설명했었죠!

포도당이 저절로 세포로 들어간 것이 아닙니다.

그렇다면 간의 작은 창고에 저장되어 있는 글리코겐은 자연적으로 빠져나와서 혈관으로 들어갈 수 있을까요?

당연히 불가능하다는 것! 눈치채셨죠!

인슐린은 포도당을 세포에 넣는 열쇠 역할을 하는데, 이 인슐린은 췌장에서 만들어진다고 배우신 것 기억하시나요?

췌장에서 인슐린은 '랑게르한스섬'의 '베타세포'에서 생산된다는 사실도 잊지 마세요!

이 랑게르한스섬은 독일의 생리학자이자 내분비 학자인 폴 랑게를 한스(Paul Langerhans)의 이름을 딴 것으로, 그가 1869년에 췌장에서 처음으로 이 췌장 세포를 발견하면서 췌장의 이 세포를 '랑게르한스섬'이라고 명명하게 된 것입니다.

인슐린은 혈당이 높을 때 분비되는데, 하지만 그 반대로 혈관에 포도당이 없는 저혈당 상태라면 어떻게 될까요?

바로 인슐린의 반대되는 호르몬이 출동하게 됩니다.

인슐린에 반대되는 호르몬이 바로 '글루카곤'입니다.

이 글루카곤 호르몬은 췌장의 랑게르한스섬의 '알파세포'에서 생성됩니다.

저혈당과 고혈당의 상태를 조절하는 호르몬이 각각 다르게 작용하는 모습이 참 신기하지 않나요?

그런데 의학 용어들은 참 어렵죠!

'랑게르한스섬, 베타세포, 알파세포, 인슐린, 글루카곤' 등등, 너무 복잡한 것투성이에요.

지금까지 잘 따라오셨으니 이런 이름을 외우려고 하지 마시고, 이해하는 데 집중하셨으면 좋겠어요.

이해가 되어야 내 몸이 보이기 시작한다는 것 잊지 마세요.

그런데 '글루카곤', '글리코겐', 뭔가 이름이 닮아 보이지 않나요?

그래서 저는 이들을 '글'씨 형제(Brother)라고 명명했어요.

글루카곤이 췌장의 알파세포에서 생성되면 간에 있는 글리코겐을 빼내서 사용한다는 거죠.

그럼 작은 창고인 글리코겐에 대해서 한번 간략하게 정리해 볼까요?

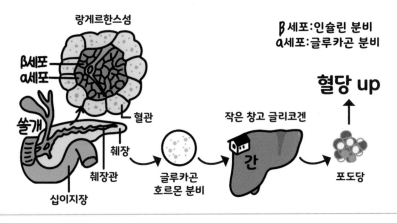

글루카곤, 글리코겐 메커니즘

저혈당 상태에서는 우리 몸은 혈당 수준을 높이기 위해 창고에 백업용으로 저장되어 있는 포도당을 빼내서 이 저혈당 상태인 혈액에 포도당을 공급하게 됩니다.

A. 혈당 하락 감지

혈당이 특정 임계값 아래로 떨어지면, 췌장에서 인슐린 분비가 감소하고, 반대로 췌장의 알파세포에서는 글루카곤 분비가 증가합니다.

글루카곤은 간에서 글리코겐을 포도당으로 분해하는 과정을 촉진하게 됩니다.

B. 혈당의 조절

간에 저장된 글리코겐이 분해되어 만들어진 포도당은 혈액으로 방출되어 혈당 수준을 높이게 되죠.

C. 에너지원 생성

혈관에 포도당의 공급으로 인해 저혈당 상태에서 벗어나게 되고, 이렇게 공급된 혈당은 세포에서 에너지를 만드는데, 사용됩니다.

그러나 성인의 간은 일반적으로 글리코겐의 양을 약 100~120g 정도밖에 저장할 수 없어요.

물론 사람마다 다르긴 하지만 평균적으로 양이 적습니다. 그래서 작은 창고라고 부르는 겁니다.

그러므로 간에 저장된 글리코겐으로는 오랜 시간 에너지원을 공급하기는 어려워요.

특히 정글 속에 높은 온도와 내리쬐는 태양 아래서는 글리코겐 에너지원은 무척 빠르게 소진될 수밖에 없어요.

정글에서 밥을 먹지 못한 상태에서 열심히 집을 짓게 되면 저혈당이 오게 되고, 이때 우리 몸의 기준 추인 항상성은 몸을 정상으로 돌리려고 하는데, 그래서 췌장에 있는 랑게르한스섬의 알파세포를 자극하여 글루카곤을 분비하고, 이는 간에 저장된 글리코겐을 끌어다가 당으로 전환해 혈당을 올려 준다는 것이죠!

어때요? 배고플 땐 "글루카곤"이 필요하다는 걸 이제 알겠죠?

우리 몸의 똑똑한 시스템 덕분에 우리는 언제든지 에너지를 공급받을 수 있답니다!

글리코겐 에너지원

근육과 간 모두 '글리코겐'을 저장하고 있지만, 그 용량은 상이해요.

일반적으로 근육에 저장된 글리코겐의 양은 300~600g이며, 이는 개인의 근육량에 따라 다릅니다. 간에 저장된 글리코겐의 양은 약 100~120g으로 간은 혈당 수준을 조절하는 데 매우 중요한 역할을 해요.

따라서 근육에 비해 간에 저장된 글리코겐의 양은 적은 편입니다.

근육은 운동 시에 에너지를 필요로 하며, 근육 자체적으로 기본적인 에너지원을 보유하고 있는데, 이러한 에너지원은 근육 자체적으로 사용돼요.

그리고 운동량이 증가함에 따라, 각각의 에너지원을 사용하는 비율도 달라지게 됩니다.

그러나 이 중에서 중요한 역할을 하는 것이 글리코겐 에너지원이에요.

글리코겐은 근육 내에 저장될 수 있는 최대 용량의 약 300~600g가 존재한다고 했는데, 운동 시에 해당 근육에서 현재 필요한 만큼 분해해서 에너지원으로 사용하는 거죠.

근육에서의 글리코겐 대사과정은 근육 세포 내에서 일어나며, 췌장에서 만들어지는 호르몬인 '글루카곤'과는 무관해요.

이 과정에서 근육 세포 내의 글리코겐은 글리코겐 인산화효소의 작용에 의해 인산화되어 작은 포도당 분자로 분해됩니다.

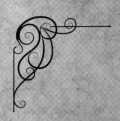
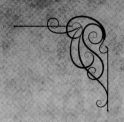

Chapter 15

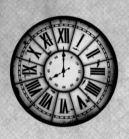

지방을 대체 에너지로
사용한다고?

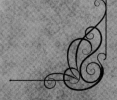

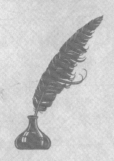

1. 정글에서 생존하면서 '저혈당'이 되었을 때 간의 작은 창고인 '글리코겐'을 사용해서 저혈당을 해결했어요.

2. 그런데 다시 저혈당이 되었을 때 글리코겐은 다 써버린 상태입니다. 이때 지방을 에너지원으로 사용하게 됩니다. 지방은 간에서 '케톤체'로 변환되어 에너지원으로 사용됩니다.

지방을
대체 에너지로 사용한다고?

이제 간의 작은 창고에 저장된 '글리코겐'으로 인해 당이 충족되었어요.

혈당이 올라가면 세포에서 에너지를 만들기 시작합니다.

덕분에 열심히 집을 지을 수 있겠어요!

하지만 날이 덥고 태양이 강렬하니, 일반적인 상황보다 에너지 소비가 더 많아지겠죠.

드디어 우여곡절 끝에 집을 다 완성했어요.

여러분의 열정에 큰 박수를 보냅니다! 굿!

이제 집이 완성됐으니 밥을 먹어야 하는데….

먹을 것을 찾으러 간 팀에서 먹을 것을 구해오지 못했네요.

어떻게 하죠? 먹을 것이 없어요.

〈정글의 법칙〉을 시청한 적이 있는 분들은 아시겠지만, 이럴 땐 사냥을 나가야 하는 것 아시죠. 하지만 문제가 있어요.

지금까지 우리는 밥을 먹지 못한 상태라는 거예요. 집을 짓느라 몸에 남아 있는 당도 모두 소진했어요.

혈관의 당은 떨어지고 다시 저혈당 상태가 되었어요. 문제에 봉착했어요.

그럼 이제 간에 저장된 글리코겐을 다시 꺼내 쓸까요? 아쉽게도, 이미

다 써버렸어요!

일반적으로 간에 저장된 글리코겐으로는 많은 양의 에너지를 만들지 못해서 긴 시간을 버티지 못해요.

이제는 다른 에너지원이 필요해요. 그러나 당을 섭취하는 건 불가능한 상황이에요.

자, 이럴 때를 대비해서 우리는 '큰 창고'에 포도당을 변환해서 저장해 놓았어요.

어떤 에너지원이죠! 바로 '지방'이에요.

이제부터 몸에 쌓인 지방을 활용해야 할 시간입니다.

그런데 우리가 지방을 사용하려면 꼭 알아야 하는 단어가 있어요.

그것은 바로 '케톤'이라는 거예요.

다이어트를 하고자 하시는 분들이라면 한 번쯤 들어보신 이름일 거예요.

'케톤'은 또 뭐냐고요?

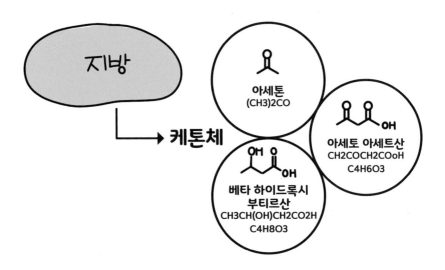

케톤은 지방을 전환해서 만들어 내는 새로운 에너지원이에요.

지방을 연료로 사용할 때, 뇌와 기타 장기들이 필요로 하는 에너지원으로 변환되거든요.

그래서 우리가 지방을 태울 때, 케톤이 중요한 역할을 하는 거죠!

여러분의 몸은 저혈당 상황에서도 지혜롭게 에너지를 만들어내는 능력을 갖추고 있어요.

정말 놀랍지 않나요?

이제 저혈당이 와도 걱정하지 마세요!

여러분 몸에 쌓여 있는 지방을 사용해서 에너지를 얻는 방법을 배우고 있으니까요.

그럼 이 케톤에 대해서 상세하게 한번 파헤쳐 볼까요?

THE
NEW
DIET
BIBLE

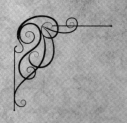
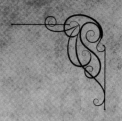

Chapter 16

지방이 '케톤'이라고?
케톤은 또 뭔데?

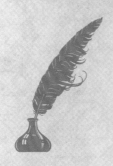

1. 탄수화물은 1g당 4kcal의 에너지원이에요. 그런데 지방은 1g당 무려 9kcal의 에너지를 만들어 내요. 탄수화물의 2배 이상이에요.

2. '저혈당'이 찾아왔을 때, '지방'을 분해해서 간으로 보내요. 간에서 지방을 '케톤체'로 만드는데, 이 케톤체는 케톤을 생성하는 간을 제외하고 모든 세포에서 청정에너지로 사용됩니다. 특히 뇌에서도 잘 사용돼요.

3. 간에서 지방을 원료로 케톤체를 만드는데 케톤체는 3가지 종류로 구분 돼요. '베타 하이드록시부티르산, 아세토아세트산, 아세톤'이에요.

4. 케톤체가 만들어지는 과정은 다음과 같아요.
    지방산이 간으로 이동 ┈ 저혈당 상태에서는 지방이 '지방산'과 '글리세롤'로 분해되어 간으로 이동해요.
    케톤체의 형성 ┈ 간에서 지방산이 분해되는 과정에서 '아세틸–CoA'이 생성됩니다. 이 '아세틸–CoA'로부터 케톤체가 만들어집니다.
    에너지로 사용 ┈ 케톤체는 혈액을 통해 간 이외의 조직 세포로 운반되어 에너지원으로 사용돼요.

지방이 '케톤'이라고?
케톤은 또 뭔데?

이번 장에서 '저혈당' 상황에 우리 몸이 얼마나 지혜롭게 지방을 가지고 에너지를 만들어 내는지 알아보고, 또 이런 작용이 어떤 원리로 이루어지는지 함께 보도록 할게요.

우리의 몸은 지방을 사용해서 과연 며칠 동안 버틸 수 있을까요?

한 번 여러분의 뱃살을 오른손으로 부여잡고 생각해 보세요!

이제 앞으로 다이어트를 하는 동료를 만나면 이렇게 인사해 보면 어떨까요?

"당신은 15일은 식사 안 해도 끄떡없겠는데요?"

그러면 상대방은 이렇게 답할 거예요.

"그러는 당신은 한 달은 버틸 수 있을 것 같은걸요."

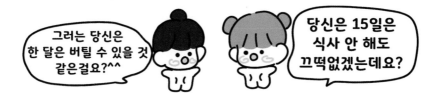

그럼 이제 지방을 에너지원으로 사용하는 과정을 좀 더 깊이 있게 다뤄볼까요?

먼저, 영양소마다 만들어 내는 에너지원의 용량은 어떻게 될까요?

탄수화물은 1g당 4kcal의 에너지를 만들어 내요.

그런데 지방은 무려 1g당 9kcal의 에너지를 만들어 낸답니다!

이 말인즉, 지방이 탄수화물 대비 에너지의 두 배 이상을 생산한다는 뜻이에요. 엄청나죠?

여러분의 몸에는 에너지원으로써 지방이 얼마나 효율적인지 믿기 어려울 정도로 많은 에너지를 저장하고 있다는 사실을 잊지 마세요!

그럼 지방은 어떻게 에너지원으로 사용될까요?

우리 몸이 저혈당 상태가 되면 우리 몸은 지방을 분해해서 간으로 이동해요.

우리 몸의 '화학창고'라고 부르는 간에서 '케톤'이라는 에너지원으로 전환되는 거죠.

여기서 재미있는 사실이 하나 있어요.

뇌에는 BBB 영역이 있는데 이 영역을 통과해야 뇌에 들어갈 수 있어요.

케톤은 '뇌의 BBB'(혈액과 뇌 사이의 장벽: Blood-Brain Barrier) 영역에도 들어갈 수 있어요.

과거에 과학이 발전하기 전에는 뇌의 BBB 영역은 오직 포도당만 통과한다고 알고 있었어요.

하지만 과학의 발전으로 케톤도 이 장벽을 통과할 수 있다는 사실이 밝혀졌답니다!

이건 정말 놀라운 발견이죠!

그리고 이 케톤이 청정에너지로 알려지면서 더욱 케톤의 사용이 주목

받게 되었어요.

자, 여러분! 우리 몸에서 지방을 사용해서 에너지를 만드는 멋진 과정인 케톤 생성에 대해 마치 요리하는 것처럼 재미있게 이야기해볼게요.

A. 재료 준비

우리가 먹는 음식 중 지방이 있죠?

그리고 몸에 쌓인 지방도 풍부하고요.

이 지방은 마치 비밀 재료 같아요.

우리 몸이 저혈당 상태가 되면 우리 몸에서는 이 비밀 재료를 사용하게 돼요!

B. 지방 요리하기

간이라는 주방에서 지방이 바삭바삭하게 분해되기 시작해요.

이 과정에서 지방을 요리해서 '아세틸-CoA'이라는 요리가 만들어져요.

이건 마치 요리할 때 나오는 향긋한 냄새 같아요!

C. 케톤체 만들기

이제! 이 '아세틸-CoA'이 케톤체라는 맛있는 에너지를 만들어 내요.

케톤체는 3가지의 친구들로 구분되는데, 아세톤(Aceton), 아세토아세트산(Acetoacetate), 베타 하이드록시부티르산(D-β-Hydroxybutylate) 같은 친구들이에요.

아세틸-CoA은 간세포 내에 있는 '미토콘드리아'의 기질에서 케톤체로 전환돼요.

특히, 지방이 분해되면서 생긴 아세톤, 아세토아세트산, 베타 하이드록시부티르산과 같은 케톤체는 배불러 호르몬인 렙틴 호르몬을 자극하여 식욕을 억제하며, 동시에 체중을 줄이는 데 중요한 역할을 하죠.

'케톤체'의 종류와 비중	베타-하이드록시부티르산(BHB)	→	총 케톤의 78%
	아세토아세트산ACAc)	→	총 케톤의 20%
	아세톤(Acetone)	→	총 케톤의 2%

'아세토아세트산'의 일부는 자발적으로 '아세톤'으로 전환되어 폐에서 빠르게 토해 냅니다.

'베타 하이드록시부티르산'과 '아세토아세트산'은 혈액 속으로 방출되어 간 이외의 조직으로 운반되어 에너지원으로 사용됩니다.

뇌, 심장, 신장, 골격근 등 일부 조직은 특히 많은 양의 케톤체를 사용하게 됩니다.

이 케톤체는 혈류를 타고 우리 몸 곳곳으로 배달되죠!

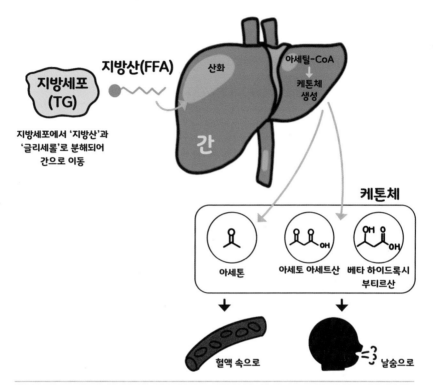

지방산이 간으로 이동

⋯ 저혈당 상태에서는 지방이 지방산과 글리세롤로 분해되어 간으로 이동해요. 간에서 지방산이 분해되는 과정에서 '베타산화'가 일어나는데, 이것은 일련의 화학 반응이며, 이 과정에서 '아세틸-CoA'이 생성됩니다.

케톤체의 형성

⋯ '아세틸-CoA'로부터 '아세토아세트산'(Acetoacetate)이 생성되며, 아세토아세트산은 두 가지 형태로 변환될 수 있습니다.

일부는 '아세톤'(Acetone)으로 변환되어 폐를 통해 날숨으로 배출되며, 나머지는 'β-하이드록시부티르산'(β-Hydroxybutyrate)으로 변환됩니다.

에너지로 사용

⋯ 아세토아세트산과 β-하이드록시부티르산은 혈액을 통해 간 이외의 조직 세포로 운반되어 에너지원으로 사용됩니다.

D. 에너지 사용하기

이 케톤체는 뇌와 근육이 좋아하는 에너지원이에요. 특히 뇌는 포도 당도 좋아하지만, 케톤체가 오면 아주 반가워한답니다.

"우와, 새로운 에너지원이다!"라고 말하는 것처럼요!

하지만 한 가지 주의할 점!

간에서는 케톤체를 에너지원으로 사용하지 않아요. 이들은 주로 포도 당을 에너지원으로 쓰죠. 마치 특정 음식만 좋아하는 사람처럼요!

이렇게 케톤체는 우리 몸에서 에너지를 만드는 아주 특별한 방법이 에요.

저탄수화물 다이어트나 단식할 때 더욱더 빛을 발하게 되죠!

어때요? 조금 더 흥미롭게 느껴지나요?

이번 장의 케톤의 전환 과정은 조금 어렵게 다가올 수 있어요.

그러나 걱정하지 마세요. 다음 장부터 반복 정리를 통해 이해할 수 있 도록 해드릴게요.

케톤은 청정 에너지원으로, 뇌에 필요한 에너지를 공급하면서도 안정 적인 에너지를 제공합니다.

그래서 우리 몸은 지방을 케톤체로 전환하여 연료로 사용하면서도, 뇌가 필요한 에너지를 잃지 않도록 배려하는 거예요.

이처럼 케톤체는 우리 몸에서 에너지를 생성하는 데 아주 중요한 역할을 한다는 사실을 꼭 기억해 주세요!

자, 이제 지방이 케톤으로 변환되는 과정을 이해했으니, 다음 단계로 나아가 볼까요?

지방을 에너지원으로 활용하는 비밀을 알게 된 여러분은 다이어트의 진정한 '마스터'가 될 것입니다.

TIP

지방을 에너지원으로 사용하는 태아

일본의 무네타 테츠오가 쓴 『케톤의 발견』이라는 책에서는 산모의 태아가 어떤 영양소로 성장하는지에 대해 연구하였는데, 그 연구에 의하면 엄마 뱃속의 태아는 엄마의 태반에서 지방을 분해하여 만든 케톤체를 주로 이용한다고 주장했어요.

그 증거로 신생아의 혈당(35mg/dL)은 낮은 데 비해, '케톤 농도'가 높다는 연구 결과를 보이기도 했어요. 실제 이 아이가 태어나서도 일반인에 비해 매우 높은 케톤 농도를 나타내는 것을 확인할 수 있었어요.

우리는 태아가 포도당만 사용한다고 생각했는데 그렇지 않은 거죠! 엄마 뱃속의 태아는 주로 지방을 에너지원으로 사용하고 있었던 겁니다.

과학의 발전은 우리가 잘못 알고 있었다는 것을 하나씩 밝혀내고 있고, 이로 인해 우리가 기존에 알고 있었던 상식들이 하나씩 무너지고 있죠!

TIP

간의 에너지 대사

간은 케톤체를 에너지원으로 사용하지 않아요.

간은 '포도당 신생합성'을 통해 비 탄수화물 원료(예: 아미노산, 젖산 등)를 이용해 포도당을 생성합니다.

이 포도당은 인체의 음식을 섭취할 수 없는 기아상태에서 혈액으로 방출되어 다른 조직에 에너지를 공급하기도 합니다.

간은 케톤체를 생성하지만, 자체적으로는 주로 포도당을 에너지원으로 사용합니다.

그 이유는 간에서 케톤을 생성하고 간에서 사용해 버리면 다른 곳에 케톤이 갈 수 없는 상황이 발생할 수 있기 때문이에요.

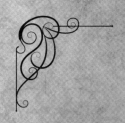
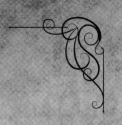

Chapter 17

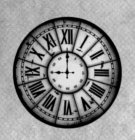

지방!
'케톤체'를 사용하면
살이 빠지는 게 맞나요?

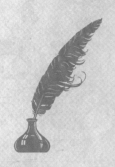

1. 저혈당을 해결하기 위해 백업되어 있는 지방을 분해해서 간으로 이동하고 간에서 '케톤체'로 전환해서 에너지원으로 사용하게 되었죠. 일련의 이런 과정을 통해서 우리 몸의 지방이 지속적으로 케톤체로 전환되면 우리 몸의 지방은 지속적으로 빠지게 돼요.

2. 지방은 '피하지방'과 '내장지방'이 있는데 이 중 내장지방이 먼저 빠져요. 내장지방이 먼저 빠지는 이유는 내장지방에 '수용체'가 많아서 지방이 더 잘 분해되기 때문이에요.

3. 저혈당 상태에서 지방이 분해되지만 스트레스 상태에서도 지방이 분해돼요. 스트레스 상태가 되면 부신이라는 기관에서 '아드레날린 호르몬'을 분비하는데 이 호르몬이 '지방세포'로 가서 지방을 분해하도록 도와줘요.
    이때 지방세포(TG:중성지방)를 분해하게 되는데, 지방이 분해되면 지방산이 간으로 이동해서 케톤체로 전환돼요.

지방!
'케톤체'를 사용하면 살이 빠지는 게 맞나요?

지금까지 저혈당이 되면 '글리코겐'으로 1차 대응하고, 이후 당을 섭취하지 않은 상태에서 다시 저혈당이 찾아오면 지방이 간으로 이동해서 케톤체로 전환돼 에너지로 사용되는 부분에 관해 설명했어요.

그렇다면 이 지방을 사용하여 에너지원으로 사용하게 되면 살이 빠지는 것이 확실한가요?

네. 살이 빠지는 것이 맞아요.

한번 생각해 보세요.

우리는 정글에 법칙에 초대되어 왔다고 했어요.

그리고 집을 짓는 과정에서 쉴 새 없이 에너지를 소비했어요.

에너지를 소비하게 되면 혈관에 있던 당을 모두 소진하면서 저혈당이 되었죠.

이때 우린 인슐린의 반대되는 '글루카곤 호르몬'을 사용해서 1차 백업으로 저장된 작은 창고의 글리코겐을 모두 소진했어요.

글리코겐을 모두 소진하고 난 이후에도 저혈당이 다시 찾아왔어요.

이 저혈당을 해결하기 위해 백업되어 있는 지방을 분해해서 간으로 이동하고 간에서 '케톤체'로 전환해서 에너지원으로 사용하게 되었죠.

일련의 이런 과정을 통해서 우리 몸의 지방이 지속적으로 케톤체로 전환되면 우리 몸의 지방은 지속적으로 빠질 수밖에 없는 것이죠.

이러니 당연히 지방이, 다시 말해서 그렇게 안 빠지던 살이 빠지는 것이 아니겠어요.

A. 우리 몸의 지방은 크게 2가지로 나뉘어요

하나는 '피하지방', 그리고 '내장지방'이죠!

이 지방은 어떤 차이가 있을까요?

| 피하지방 |

피하지방은 피부밑과 근육 사이에 쌓인 지방을 말해요.

간단히 설명하면 피부층에 쌓인 지방이라는 이야기예요.

우리 눈에 보이는 지방이죠

피하지방의 장점은 단열효과가 있어요. 날씨가 추워지면 우리의 포근한 지방 옷이 우리의 체온을 유지하게 해 줘요. 지방 옷이 두꺼울수록 덜 추워요. 올겨울 따뜻하게 보내시겠어요~~

피하지방은 남자보다 여자에게서 더 많이 나타나는데, 특히 성인 여성에게는 전신으로 대량 분포되어 여성의 체형을 특징짓게 하죠!

| 내장지방 |

내장지방이 쉽게 쌓이는 사람들의 공통점은 '근육량 부족'을 들 수 있어요.

운동을 잘하지 않는다는 이야기이죠.

특히 나이가 들수록 우리 몸의 근육량은 줄기 때문에 꾸준히 운동을 해주지 않으면 더욱 쉽게 내장지방이 쌓이는 체질로 바뀌며, 지방이 축적되는 원인이 돼요.

그러므로 식습관은 그대로인데 운동량이 줄게 되면 내장지방이 쌓이게 된다는 이야기이죠! 내장지방은 우리 몸 복강 내, 내장 주변에 존재하는 지방을 말해요.

복강 안쪽 내장 사이를 연결하고 있는 '장간막'에 내장지방이 많이 쌓이면 '내장비만'이라고 부르기도 하죠. 이렇게 쌓인 내장지방이 점차 많아지면 여러 질병이 발생하는데 '대사증후군, 고지혈증' 등 심혈관 질환 및 당뇨병 발생 위험이 커지게 돼요.

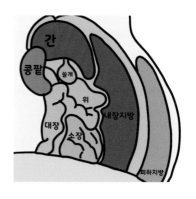

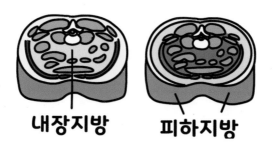

B. 다이어트를 하면 피하지방과 내장지방 중 어떤 지방이 먼저 빠질까?

사람마다 지방이 쌓인 상태에 따라 차이가 있겠지만, 그래도 보편적으로 피하지방보다 내장지방이 먼저 빠지게 돼요.

피하지방보다 내장지방이 먼저 빠지는 이유는 '카테콜아민'이라는 호르몬이 한몫해서 내장지방이 더 잘 분해되기 때문이에요.

'카테콜아민'이라는 생소한 호르몬이 또 나왔죠?

의학 용어는 언제 들어도 익숙하지 않으실 거예요. (의학 용어는 듣고 흘리셔도 돼요. 중요한 것은 이해하는 데 있어요.)

TIP

'카테콜아민'이란?

혹시 '도파민'(dopamine), '노르에피네프린'(norepinephrine), '에피네프린'(epinephrine)이라는 단어를 들어 본 적이 있나요?

이런 호르몬들을 '카테콜아민' 호르몬이라고 불러요.

도파민은 많이 들어보셨죠!

도파민이 분비되면 성취감과 보상감, 쾌락의 감정을 느끼는데, 인체를 흥분시켜서 살아갈 의욕과 흥미를 느끼게 하죠! 그러나 요즘은 '도파민 과다'라고들 이야기하죠! 매일 스마트폰에 빠져 살기 때문이에요.

그래서 몇 년 전부터 미국의 실리콘밸리에서는 '도파민 단식'(dopamine fasting)이라는 것이 유행하기까지 했어요. 핸드폰 단식인 거죠! 우리나라에도 필요하긴 하죠!

그리고 '에피네프린'은 '아드레날린'(Adrenaline)이라고 생각하시면 돼요. 아드레날린은 많이 들어보셨죠!

이 호르몬은 우리가 스트레스 상태일 때 부신 안쪽(수질)에서 분비하는 호르몬이에요. 아드레날린은 스트레스를 받는 상황, 위기 상황 등에 적응할 때 분비돼요.

이 원리를 간단히 설명하면, 아드레날린(에피네프린)은 스트레스 상황에서 신체에 에너지를 공급하여 스트레스에 대처할 수 있도록 도와주는 역할을 하는 거예요. 스트레스 상황이 발생하면 이 상황을 인식한 뇌는 '부신'에서 아드레날린을 분비하도록 신호를 보내죠. 이 신호를 받은 부신은 안쪽(수질)에서 아드레날린(에피네프린)을 분비하게 되는 거죠.

이렇게 분비된 아드레날린은 혈류를 타고 신체 각 부위로 전달되는 원리인 거예요!

이해하셨나요?

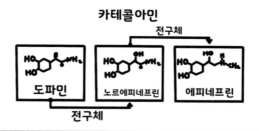

카테콜아민

전구체

도파민　　노르에피네프린　　에피네프린

전구체

'카테콜아민'은 신경전달물질로서 중추신경계와 말초신경계에서 중요한 역할을 합니다. 대표적으로 '카테콜아민'으로는 '도파민, 노르에피네프린(노르아드레날린), 에피네프린(아드레날린)' 등이 있어요.

노르에피네프린 (노르아드레날린)	* 주로 중추신경계와 말초신경계에서 신경전달물질로 작용해요. 이는 뇌에서 화학 메신저로 작용하여 기분, 집중력, 경계심 각성 상태 등에 영향을 미치게 돼요. * 혈관을 수축시키고 경계심을 증가시키는 역할을 하며, 주로 스트레스 상황에서 부신수질에서도 분비되지만, 주로 신경계에서 신경전달물질로서 작용해요. ('에피네프린'의 전 단계 물질이에요.) * 스트레스 상황에서 부신수질에서도 분비되지만, 주로 신경계에서 신경전달물질로서 작용해요.
에피네프린 (아드레날린	* 부신에서 스트레스 상황에서 분비됩니다. 혈액으로 분비되어 여러가지 작용을 하는데, 심장 박동수를 증가시키고, 혈압을 상승시키며, 혈당을 증가시키고 '지방 분해를 촉진' 하는 등의 작용을 해요. * 기관지를 확장시키고 혈관을 수축시키는 작용도 합니다.

그럼 이 호르몬이 왜 '케톤'과 관련이 있고, '지방세포'와 어떤 연관이 있는지, 그리고 내장지방이 피하지방보다 먼저 빠지는 이유와 그 원리를 설명할게요.

우리가 케톤을 사용한다는 의미는 우리 몸이 저혈당이 되었다는 것을 의미하죠!

저혈당 상태는 혈액에 당이 떨어졌다는 이야기이고, 이 상태는 '항상성'이 무너진 상태를 의미해요.

항상성이 무너졌다는 것은 다시 말해 스트레스 상태라고 하는데, 저혈당은 매우 위험한 상태이기에 스트레스 상태라고 이야기하는 거예요.

스트레스 상태가 되면 여러 가지 호르몬을 분비하게 되는데, 그중에 '부신 안쪽(수질)'에서 '노르에피네프린'과 '에피네프린'이라는 호르몬을 분비해서 이 스트레스 상태에 대처하게 하는 거죠!

여기서 우리 몸은 저혈당 상태라고 했는데, 저혈당 상태라는 것은 혈관에 당이 떨어진 상태라는 거죠!

그러면 어떤 방법을 사용해서라도 이 상태를 해결하기 위해 당을 올리려고 해요!

그런데 당을 먹을 수가 없는 상태죠! 그래서 지방을 분해해서 사용해야 하는 거죠!

이때 지방을 분해하기 위해 노르에피네프린과 에피네프린이 지방세포에 작용하여 지방의 분해를 활성화하게 되는 거예요.

지방세포는 노르에피네프린과 에피네프린 호르몬을 인식하는 수용체가 있어요. 그 수용체의 이름이 '베타 아드레날린 수용체'(β Adrenergic Receptor)예요.

이 β-아드레날린 수용체는 지방세포에 존재하며, 노르에피네프린과 에피네프린 등을 인식하는 수용체예요.

β-아드레날린 수용체가 노르에피네프린과 에피네프린 호르몬을 인식하게 되면, 'HSL'이라는 효소를 발동시켜서 지방세포를 분해하기 시작하는 거예요.

이렇게 분해된 지방세포는 지방산과 글리세롤로 분해되어 간으로 이동하게 되죠.

간으로 이동한 지방산은 케톤체로 생성되어서 우리 몸의 에너지원이 되는 거예요.

좀 복잡한 거 같죠! 그림을 보면서 다시 읽어 보면 이해가 될 거예요.

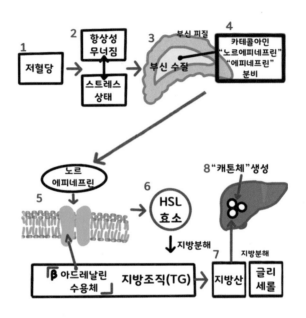

그리고 글리세롤은 간에서 '포도당 신생합성(Gluco neo genesis)'을 통해서 주로 간의 에너지원으로 사용되는 거죠.

이전에 간은 케톤체를 사용하지 않는다고 이야기한 것 기억하시나요?

간은 글리세롤 등을 이용해서 자체 에너지원을 확보하는 겁니다.

자, 여기서 결론적으로 내장지방이 피하지방보다 빨리 빠지는 이유는 무엇일까요?

그 이유는 바로 내장지방이 피하지방보다 지방 분해를 촉진하는 'β-아드레날린 수용체'의 밀도가 더 높기 때문이에요.

이런 이유로 내장지방이 피하지방보다 더 빠르게 분해되므로 내장지방
이 더 빨리 빠지게 되는 거죠.

그리고 지방 분해를 촉진하는 β—아드레날린 수용체는 여성이 남성보다
높아요. 그 이유로 여성이 남성보다 쉽게 내장지방을 조절할 수 있어요. 그래
서 여성이 남성보다 내장지방의 비율이 적게 나타나는 이유가 되기도 하죠!

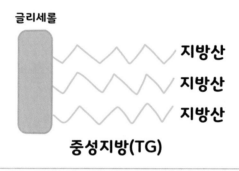

지방은 글리세롤 1개+지방산 3개가 합쳐진 것. 이것을 중성지방(TG)이라고 부른다.

지금까지의 설명 이해하셨나요?

의학 용어가 많이 사용되어서 죄송해요. 어쩔 수 없음을 이해해 주길
바라요. 아마 2번 정도 반복해서 읽어 보면 이해하게 될 겁니다.

케톤체 덕분에 에너지를 얻은 우리 몸은 저장된 지방을 태워서 살이
빠지게 돼요.

"지방이 나를 도와주다니."라고 상상해 보세요!

결론적으로, 저혈당 상태에서 지방이 케톤체로 변신하면, 우리 몸에
저장된 지방이 줄어들어 살이 빠질 수 있다는 사실!

이제 여러분도 이 흥미로운 이야기를 알게 되었으니, 지금부터 케톤체

를 한번 사용해 보시길 적극 추천드립니다.

케톤체를 사용하는 과정 중에 꼭 나타나는 증상 기억하시나요?

바로 저혈당이라는 겁니다.

여러분이 느끼기에는 '빈혈' 상태인 거죠!

그런데 이 빈혈 상태를 느낄 때, "곧 있으면 지방이 분해되겠구나"라고 생각해야 하는데, 그렇지 않고 "내가 많이 연약해졌구나"라고 생각하고 바로 사탕이나 당을 먹으면 지금까지의 노력은 모두 헛된 수고가 되고, 다시 원점으로 돌아가서 다이어트는 물 건너간다는 것!

잊지 마시길 바라요.

TIP

지방 분해 효소

HSL 효소는 '호르몬 민감성 지방 분해 효소'(Hormone-sensitive lipase)라고 해서 지방을 분해하는 효소라고 생각하면 돼요. 지방을 분해하기 위해 주로 지방에 많이 분포해 있어요.

'β-아드레날린 수용체'가 '카테콜아민'을 인식하게 되면 'HSL 효소'가 지방을 분해하게 된다는 것!

HSL 효소가 중성지방(TG)을 지방산과 글리세롤로 분해하는 겁니다.

T I P

'부신'이란?

부신은 인체 장기 중 '신장' 위쪽에 모자처럼 생긴 호르몬 분비 기관이에 요. 주로 스트레스와 관련된 호르몬들을 분비하는 기관이죠.

이 부신은 바깥쪽(피질)과 안쪽(수질)으로 구분되어 있는데, 서로 분비 되는 호르몬이 달라요.

이 안쪽에서 분비되는 호르몬이 이전에 지방 분해를 가속시켰던 '에피 네프린'과 '노르에피네프린'인 거예요.

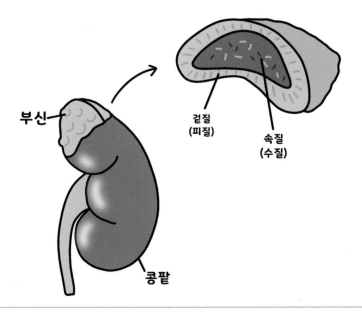

부신

겉질
(피질)

속질
(수질)

콩팥

부신의 위치와 구조

THE
NEW
DIET
BIBLE

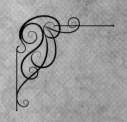
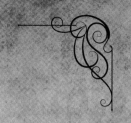

Chapter 18

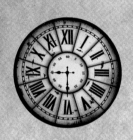

'케톤'을 사용하면 안 되는 사람이 있다고?

- '케톤체'의 부작용 -

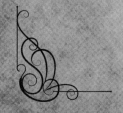

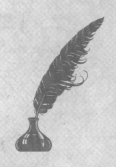

1. '케톤'은 '산성'을 띠게 돼요. 이렇게 산성 상태가 되는 것을 '캐토산증'이라고 이야기해요.

2. 케톤을 사용하면 문제가 되는 사람이 있어요. 그건 바로 '제1형 당뇨병 환자'예요. 이유는 췌장에서 '인슐린'을 만들어 내지 못하기 때문이에요. 그래서 이들은 케톤을 사용하면 위험할 수 있답니다.

3. '제1형 당뇨병 환자'와는 다르게 어느 정도 인슐린이 생성되는 '제2형 당뇨병 환자'는 '캐토산증'의 위험이 없어요. 하지만 장기간 당뇨의 상태가 지속되어 췌장의 심각한 문제가 발생하여 인슐린 분비에 문제가 생길 경우 케토산증의 위험이 있을 수 있으므로 주의가 필요해요.

'케톤'을 사용하면 안 되는 사람이 있다고? – '케톤체'의 부작용

여러분! 그동안 인체 메커니즘에 대해 배우느라 머리가 많이 아프셨죠!

이번 장에서는 다이어트의 숨은 주인공, '케톤체'와 '인슐린' 호르몬의 관계에 대해 이야기해 볼 거예요!

그동안 아픈 머리를 식힐 겸, 이 이야기는 마치 흥미진진한 모험처럼 재미있게 풀어 볼게요!

케톤체와 인슐린은, 친구이자 적이 되기도 해요

이 둘은 마치 친구처럼 보이지만, 사실 복잡한 관계를 가지고 있어요!

인슐린은 우리의 혈당을 조절하는 마법사 같은 존재라는 건 모두 아시죠?

우리가 음식을 먹으면 혈당이 올라가고, 인슐린이 나타나서 혈당을 낮춰주는 역할을 해요.

하지만 만약 우리가 탄수화물을 적게 먹거나 간헐적 단식을 하게 되면, 혈당이 낮아지고 그러면 케톤체가 주인공으로 나서게 되죠!

여기서 재미있는 점은, 인슐린이 많으면 케톤체가 제대로 활동하지 못한다는 거예요. 마치 파티에서 너무 많은 친구들이 모여서 한 친구가 소외되는 것처럼요!

하지만 여러분! 케톤체가 항상 좋은 것만은 아니에요.

케톤체는 '산성'을 띠고 있어서, 너무 많이 생성되면 몸에 문제가 생길 수 있어요.

물론 일반인들은 인슐린 농도가 유지되어서 산성화되는(캐토산증) 문제가 발생하지 않지만, 케톤체의 산성도로 문제가 되는 사람이 있어요.

A. 어떤 사람이 문제가 될까요?

그건 바로 '제1형 당뇨병' 환자예요.

제1형 당뇨병 환자가 위험한 이유는 유전적으로 췌장에서 인슐린을 만들어 내지 못해요. 그래서 이들은 케톤을 사용하면 위험할 수 있답니다!

혈당이 높아지면, 몸은 케톤체를 생성하게 되고, 이 과정에서 혈액이 산성화되어 '케토산증'이라는 위험한 상태가 발생할 수 있어요.

이건 마치 무서운 폭풍우에 휘말리는 것과 같아요!

B. '제1형 당뇨병'과는 달리 '제2형 당뇨병'과 일반인은 '케토산증'에서 괜찮다고 하는데 왜 그런 거죠?

제2형 당뇨병 환자나 일반인은 인슐린을 분비하는데 큰 문제가 없기 때문에, 케톤체의 적정 상태를 조절해서 혈액이 산성 상태가 되는 것을 막아주기 때문에 '케토산증'이 문제가 되지 않아요.

그러나 제2형 당뇨병 환자는 장기간 당뇨의 상태가 지속되어 췌장의 심각한 문제가 발생하여 인슐린 분비에 문제가 생길 경우 케토산증의 위험이 있을 수 있으므로 주의가 필요해요.

간단히 정리하면 인슐린이 췌장에서 생성되지 않는 제1형 당뇨병 환자를 제외하면, 나머지 사람들은 인슐린 분비와 케톤체 생성에 대한 것이 조절되기 때문에 문제가 되지 않아요

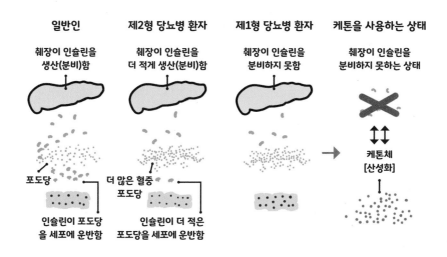

자, 여러분! 이제 케톤체와 인슐린, 그리고 제1형과 제2형 당뇨병의 관계에 대해 좀 더 이해할 수 있게 되었죠?

다이어트는 단순히 체중을 줄이는 것이 아니라, 건강을 지키는 중요한 과정이에요.

항상 자신에게 맞는 방법을 찾아서 건강한 다이어트를 즐기세요!

THE
NEW
DIET
BIBLE

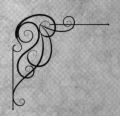
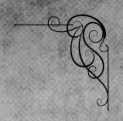

Chapter 19

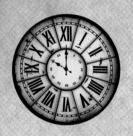

방탄커피?
어디서 들어봤는데…

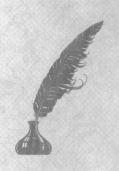

1. '방탄커피'를 통해 '지방'과 '케톤'에 대해 깊이 있게 이해하도록 해요. 지방에서 전환된 케톤과 포도당은 에너지원으로 활용되는 속도가 달라요. 포도당이 월등히 빠르게 작용해요.

2. '수용성 영양소'와 '지용성 영양소'는 흡수되는 길이 달라요. 수용성 영양소는 모세혈관으로 흡수되어서 바로 간을 통하고 심장으로 가지만, 지용성 영양소는 장에서 '암죽관'을 통하고 '림프관'을 지나 심장을 통해서 온몸에 퍼지게 돼요. 목표점을 간으로 둔다면 지용성 영양소가 돌아서 가는 형태예요

3. '지방산'은 그 길이에 따라 3가지 형태로 구분돼요. 지방산의 길이는 가장 짧은 '짧은사슬지방산'(단쇄 지방산)과 중간 길이인 '중간사슬지방산'(중쇄 지방산), 그리고 가장 긴 '긴사슬지방산'(장쇄 지방산)으로 구분돼요.

4. 지방산 중에 짧은사슬지방산과 중간사슬지방산은 지방임에도 모세혈관으로 흡수돼요. 그래서 간으로 바로 직행하게 되죠. 긴사슬지방산만 '암죽관'으로 흡수되어 '림프관'으로 이동하죠.

5. 방탄커피는 중간사슬지방산으로 만들어져요. 그래서 저혈당 상태에 방탄커피를 섭취하면 중간사슬지방산이 모세혈관으로 흡수되어 간으로 이동합니다. 그래서 케톤체로 전환되는 '마중물' 역할을 담당하게 돼요.

방탄커피?
어디서 들어봤는데…

'지방'과 '케톤체'의 이해를 높일 수 있는 내용을 담고 있는 과정이 바로 '방탄커피'에 대해 이해하는 과정이에요.

지금까지 지방과 케톤체에 대해 이해하기 어려웠다면, 이 장에서 완벽하게 케톤을 이해하길 바라요.

여러분 혹시 '방탄커피'라고 들어본 적 있나요?

코로나 이전에 다이어트 커피라고 편의점에서도 판매하고, 여기저기서 다이어트의 히트 상품이었는데 언제부턴가 그 이름조차 들어보기가 어려워졌죠!

왜일까요?

다이어트에 효과가 없다고 인식되었기 때문이죠.

그런데 정말 방탄커피가 효과가 없는 것일까요? 아니면 우리들이 방탄커피에 대해 잘못 이해하고 있었던 것일까요?

이번 장에서는 그 방탄커피의 원리를 케톤과 연계해서, 도대체 방탄커피가 무엇이며 케톤과 어떤 관계가 있는지 밝혀 보면서, 지금까지 우리가 알고 있었던 방탄커피가 정말 효과가 없는 것인지 한번 깊이 있게 파헤쳐 보도록 할게요.

다이어트를 우물이라고 표현한다면 우물의 '마중물'과 같은 역할을 하는 것을 방탄커피라고 할 수 있어요.

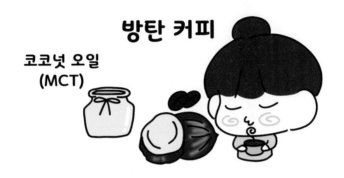

여러분, 상상해 보세요. 한 외딴 마을에 우물이 하나 있어요.

그런데 그 우물에서 물이 잘 나오지 않으면 어떻게 하죠?

그럴 때 우리는 마중물을 넣어 우물이 다시 물을 쏟아내게 하죠! 방탄커피가 바로 그 마중물의 역할을 하게 되는 거예요!

이해하기 어렵다고요? 그럼 이해를 돕기 위해 순서대로 하나씩 알아볼게요.

자, 방탄커피의 원리와 케톤체가 어떤 연관이 있는지 메커니즘에 입각해서 설명하도록 할게요.

⌐ **A.** 지방과 포도당 에너지원의 속도 차이란?

포도당이 세포의 에너지로 전환되는 속도와 지방이 간으로 이동해서 케톤으로 만들어지고 에너지원으로 사용되는 속도는 많이 달라요.

포도당은 인슐린에 의해 세포 내로 빠르게 흡수되고, '해당 과정'(에너지를 만드는 과정)과 '산화과정'을 통해 에너지(ATP)로 매우 빠르게 전환돼요.

여러분들이 저혈당으로 인해 빈혈(빈혈의 종류는 다양해요. 저혈당이 모두 빈혈을 말하는 것은 아닙니다.)이 왔을 때 사탕을 하나 입에 물었다고 생각해 보세요. 저혈당이 바로 사라지는 것을 느낄 수가 있을 거예요. 포도당이 에너지원으로 작용하는 속도가 그만큼 빠르다는 겁니다.

반면, 지방에서 케톤으로의 전환은 포도당에 비해 많이 느린 과정이에요. 그 과정을 보면 지방은 먼저 '지방세포'에서 '지방산'으로 분해되는 과정을 거쳐요. 그리고 그 후에 간으로 이동해서 간에서 케톤으로 합성되는 과정을 거쳐야 하는 겁니다.

이렇게 만들어진 케톤체가 우리 몸의 각각의 세포로 이동해서 에너지원이 되니까 당연히 포도당보다 시간이 많이 걸리겠죠!

그런데 이 케톤을 언제 사용한다고 했죠!

저혈당 상태에서 우리 몸은 지방을 분해한다고 한 것 기억하시죠! 맞아요.

지방을 에너지원으로 사용하기 전에 저혈당 상태인 빈혈이 먼저 찾아와요. 스위치가 포도당에서 지방으로 전환되는 순간이 있기 때문이에요.

이때 지방이 빠르게 케톤체를 만들면 되는데 빠르게 만들지 못하기 때문에 간의 케톤체를 만들어 줄 지방의 공급이 필요한 거예요.

눈치채셨죠! 바로 지방이 포도당보다 에너지를 만드는 속도가 늦기 때문에 간에서 지방을 사용해서 케톤체를 만들도록 '마중물' 역할을 하는 것이 바로 방탄커피라는 거예요.

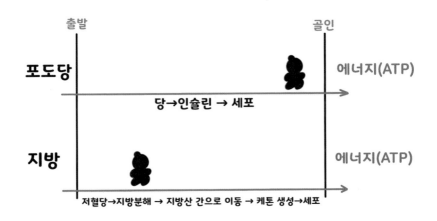

B. 영양소의 흡수되는 통로가 중요!

우리 몸의 영양소 흡수되는 과정 기억하시나요?

3대 영양소를 이야기할 때 이 영양소가 분해되어서 흡수되는 과정을 서술했었는데, 그 과정을 간단하게 복습해 보도록 할게요.

탄수화물, 단백질, 지방을 우리가 먹었을 때 소화되고 난 후 흡수되는 과정이 서로 달랐어요.

그 구분은 '수용성'과 '지용성' 영양소로 구분돼요.

수용성 영양소는 완전히 소화(분해)된 상태인 소장 벽을 통해 모세혈관으로 흡수되고, 지용성 영양소는 지방과 함께 소장벽을 통해 '암죽관'으로 흡수되어서 '림프관'으로 연결됩니다.

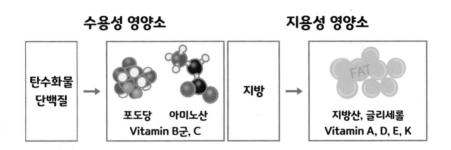

수용성 영양소인 포도당, 아미노산, 비타민(비타민 B군과 비타민 C) 등은 소장의 벽을 통해 모세혈관으로 흡수되어서 간으로 이동하게 돼요.

간에서 이 영양소들을 해독하고, 처리하는 과정을 한 뒤 심장으로 보내는 과정을 하게 됩니다.

이와는 다르게 지용성 영양소인 지방, 지용성 비타민(비타민 A, D, E, K) 등은 소장에서 장벽을 통해 흡수되는데, 지용성 영양소의 흡수되는 길은 수용성 영양소와는 다르게 소장벽의 '암죽관'을 통해서 흡수하게 됩니다.

암죽관은 림프관과 연결되어 있고, 이 림프관은 심장과 연결되어 있어요. 암죽관을 통해 심장으로 이동한 지방은 심장의 펌핑을 통해 온몸으로 퍼져 나가게 됩니다. 이때 심장을 통과하면서 혈액으로 합쳐지게 되는 거죠.

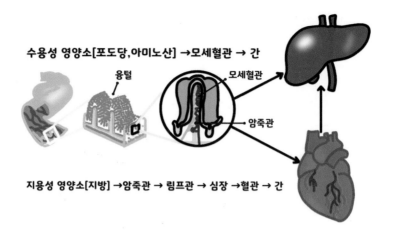

수용성 영양소[포도당,아미노산] →모세혈관 → 간

융털

모세혈관

암죽관

지용성 영양소[지방] →암죽관 → 림프관 → 심장 →혈관 → 간

이렇듯 수용성 영양소와 지용성 영양소는 소장에서 흡수되는 길이 완전히 달라요.

그런데 이 영양소들이 흡수되는 과정 안에 중요한 부분이 있어요.

우리가 저혈당 상태가 진행되고 있다는 것은 빈혈 상태가 되었다는 거예요.

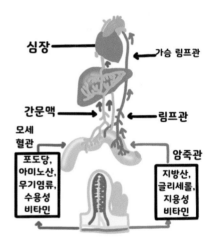

심장

가슴 림프관

간문맥

림프관

모세 혈관

포도당, 아미노산, 무기염류, 수용성 비타민

암죽관

지방산, 글리세롤, 지용성 비타민

이때 사탕을 먹으면 어떻게 된다고 했죠! 바로 흡수되어서 에너지원으로 사용되면서 이 빈혈 상태가 사라진다고 했죠!

그런데 지방의 경로는 포도당과 같이 빠르지 않고 복잡해서 간에서 지방을 사용해서 케톤체를 만드는 데는 시간이 더 소요돼요.

그러므로 빈혈 상태가 더 길게 갈 수 있는 것 기억하시죠! 이때 방탄커피를 섭취해서 마중물 역할을 한다고 했었죠!

그런데 여기서 잠깐!

방탄커피는 커피에 지방을 넣은 것인데, 지방의 흡수과정을 한번 다시 살펴볼까요?

지방은 어디로 흡수되죠?

소장벽을 통과하여 암죽관으로 흡수되고 림프관을 통해서 심장으로 간다고 했죠! (소장벽 ⋯▸ 암죽관 ⋯▸ 림프관 ⋯▸ 심장 ⋯▸ 혈관 ⋯▸ 간)

이렇게 흡수되는 과정에서 간으로 이동하려면 상당히 많은 과정을 거치는데, 이렇게 되면 그냥 몸에 있는 지방을 분해해서 간으로 이동하는 것이 더 빠르지 않을까요?

과연 방탄커피가 마중물의 역할을 감당할 수 있을까요?

바로 이 부분이 핵심이에요.

여기서 여러분의 천재적인 상상력을 발휘해 보세요.

방탄커피의 지방이 간으로 빠르게 이동해서 마중물의 역할을 하는 기전 속으로 한번 들어가 볼까요?

C. 지방의 길이가 다르다고?

방탄커피의 간으로 이동하는 경로를 살펴보려면 먼저 지방의 길이를 이해해야 해요.

지방이 길이는 3가지 종류로 구분돼요.

지방산의 길이는 가장 짧은 '짧은사슬지방산'(단쇄 지방산)과 중간 길이인 '중간사슬지방산'(중쇄 지방산), 그리고 가장 긴 '긴사슬지방산'(장쇄 지방산)으로 구분돼요.

짧은사슬지방산은 탄소 원자 2-6개로 이루어진 지방산이에요.

책을 열심히 읽어 보신 분이라면 이 짧은사슬지방산을 들어보신 적이 있으실 거예요. 바로 미생물들이 식이섬유를 먹고 만드는 물질이 바로 짧은사슬지방산이에요.

그리고 중간사슬지방산은 탄소 원자 7-12개로 이루어진 지방산으로 코코넛 오일, 팜 오일 등에 함유되어 있어요

마지막으로 긴사슬지방산은 탄소 원자 13-21개로 이루어진 지방산이에요.

가장 길이가 긴 지방이죠!

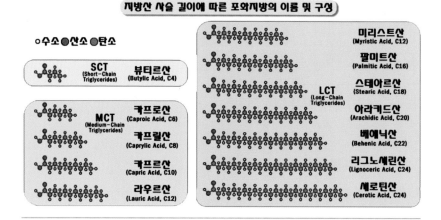

SCT: 단쇄 지방산 / MCT: 중쇄 지방산 / LCT: 장쇄 지방산

지방산의 길이를 여러분에게 설명하는 이유는 지방산의 길이에 따라 소장에서 흡수되는 과정이 다르기 때문이에요.

'지방은 소장벽을 통해서 암죽관으로 흡수되는 것 아니었나요?'라고 배운 대로 생각할 수 있어요. 하지만 지방이 모두 암죽관으로 흡수되는 것은 아니에요.

그럼 어떻게 다를까요?

지방의 길이로 흡수되는 과정을 살펴본다면 긴사슬지방산은 지용성 영양소가 흡수되는 길인 암죽관으로 흡수되는 것이 맞아요.

그러나 짧은사슬지방산과 중간사슬지방산은 암죽관으로 흡수되지 않아요.

그렇다면 어디로 흡수될까요?

바로 수용성 영양소가 흡수되는 모세혈관으로 흡수돼요. 놀라셨죠!

여러분 수용성 영양소의 흡수경로를 한번 생각해 보세요.

모세혈관으로 흡수된 수용성 영양소는 모세혈관을 통해서 바로 만나는 장기가 있어요.

어디였죠? 간이었죠!

눈치 빠르신 분은 눈치채셨을 텐데, 바로 방탄커피가 이 중간사슬지방산으로 만들어진다는 거예요.

중간사슬지방산으로 방탄커피를 만들다 보니, 이 커피를 마시면 장에서 바로 모세혈관으로 흡수되고, 이렇게 흡수되면 바로 간으로 들어가서 케톤체로 만들어지게 되는 거죠!

이제 이해하셨나요! 방탄커피가 왜 마중물의 역할을 하는지요!

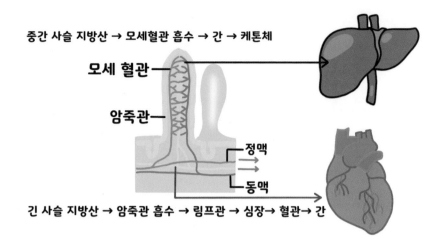

중간 사슬 지방산 → 모세혈관 흡수 → 간 → 케톤체

모세 혈관

암죽관

정맥

동맥

긴 사슬 지방산 → 암죽관 흡수 → 림프관 → 심장→ 혈관→ 간

그러면 이제 정리를 해보죠!

우리가 탄수화물을 먹지 못한 상태가 지속되면서 혈관에 당이 떨어지고 우리 몸이 저혈당 상태가 되었어요.

이때 우린 탄수화물을 먹지 못하는 상태예요.

우리 몸의 '항상성'은 절대 이 상태로 내버려 두지 않죠!

그래서 우리 몸의 지방을 분해해서 간으로 이동하려고 해요. 그런데 시간이 걸리죠.

이때 우리는 방탄커피를 마시는 거죠!

그럼 방탄커피에 들어 있는 중간사슬지방산은 소장벽을 통과해서 모세혈관으로 바로 흡수돼요.

이렇게 흡수된 중간사슬지방산은 간으로 이동해서 케톤체로 전환해서 혈액으로 공급되는 원리죠.

어때요. 이해하셨나요?

과거의 방탄커피를 다이어트 커피라고 생각하고 마셔본 분들이, 그때 어떻게 방탄커피를 마셨는지 생각해 보신다면 완전히 다른 이야기라는 것을 아시게 될 거예요. 왜냐면 그때 일반적으로 방탄커피를 마시면 그냥 살이 빠진다고 생각하였을 테니까요.

당시에 방탄커피를 편의점에서도 판매하고 여기저기서 판매하다 보니 정확한 지식이 없는 상태에서 설명해 주는 사람도 없으니 방탄커피를 먹고 식사하러 간다거나 방탄커피와 빵을 같이 먹어서 웃지 못할 상황을 만들기도 했죠!

방탄커피로 우리 몸의 지방을 에너지로 사용하는 마중물 역할을 해야 하는데, 방탄커피와 탄수화물인 빵을 같이 먹는다면 우리 몸에서는 어떤 일이 일어날까요?

당연히 탄수화물이 들어가면 포도당으로 분해되고 인슐린이 출동해서 이 포도당을 세포로 보내서 바로 에너지원이 되겠죠!

그럼 섭취한 방탄커피의 중간사슬지방산은 어디로 갈까요?

당연히 지방으로 쌓이겠죠! 다이어트를 하려고 섭취한 방탄커피가 오히려 살을 찌게 만드는 상황이네요.

TIP 방탄커피를 만드는 과정

방탄커피는 커피에 중간사슬지방산을 포함한 커피예요.

코코넛 오일에는 긴사슬지방산과 중간사슬지방산이 50:50 정도가 들어 있어요.

이 중간사슬지방산만을 별도로 빼서 오일로 판매하고 있어요.

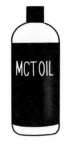

**MCT오일
중간 사슬 지방산
[코코넛 오일]**

이 오일을 'MCT 오일'이라고 해요. 그 뜻은 Medium Chain Triglycerides(중간사슬지방산)의 약자를 따서 MCT라고 하는 거예요.

만드는 방법:

1. 커피를 내립니다.

   드립 커피, 에스프레소, 혹은 원두를 갈아 커피 메이커에 내려도 됩니다.
   또는 커피 매장에서 아메리카노를 구매하시면 더 편해요.
2. 커피가 준비되면, 구매한 'MCT 오일'을 넣습니다. 믹서기나 블렌더로 섞어줘도 되고 따뜻한 커피에 MCT를 그냥 넣어줘도 됩니다.
3. 준비된 방탄커피를 컵에 따라서 드시면 됩니다.

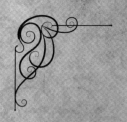
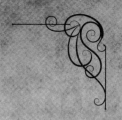

Chapter 20

‘디톡스’의 핵심은
‘오토파지’라고?
그게 뭔데?

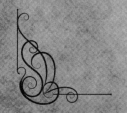
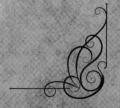

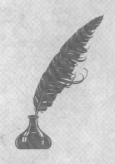

1. 우리 몸에는 많은 독소가 쌓여요. 이 독소를 제거하는 것이 다이어트의 기초입니다.

2. '오토파지'는 세포의 청소부 역할을 해요. 오토파지는 세포 안에 쌓인 찌꺼기나 손상된 부품들을 청소하고 재활용하는 역할을 해요.

3. 12~16시간 동안 금식을 하게 되면 오토파지가 출동해서 청소를 진행합니다. 12, 16, 18시간 등의 '간헐적 단식'을 추천하는 이유는 오토파지와 연관됩니다.

4. 오토파지는 음식을 섭취할 때 사라져요. 단, '식이섬유'를 섭취할 때는 청소를 계속 유지하게 돼요.

'디톡스'의 핵심은 '오토파지'라고?
그게 뭔데?

여러분, '디톡스'의 숨겨진 영웅, '오토파지'를 아시나요?

디톡스라고 하면 '독을 빼는 것'인데, 그 중심에 오토파지가 숨어 있다는 사실!

자, 그럼 오토파지란 무엇인지 한 번 파헤쳐 볼까요?

A. 세포에 독이 쌓인다고?

세포에는 환경독소나 '물질대사' 과정 속에서 각종 독성물질이 쌓이는 공간이에요. 환경으로 인해 생기는 독소부터 시작해서, 인체 물질대사 과정 중에도 독소가 쌓여요.

대표적인 환경독소로는 대기 오염물질, 식품 첨가물, 플라스틱에 사용되는 화학 물질, 중금속 등과 같은 환경오염물질 등이 체내로 유입되어 세포에 축적될 수 있는 거예요.

그리고 우리가 에너지를 만들거나 단백질을 합성하거나 할 때 대사 독소들이 쌓이게 돼요.

예를 들면 우리가 에너지를 만들 때 포도당과 산소가 사용되어서 에너지가 된다고 했었죠!

이 산소가 에너지를 만들고 난 뒤 2% 정도가 '활성산소'가 된다고 한 것 기억하시나요?

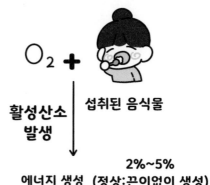

이런 활성산소가 많아지면 세포를 망가뜨리게 된다고 했는데, 이 활성산소가 언제 많이 만들어진다고 했죠?

네, 바로 과식할 때였죠!

이 외에도 강한 강도의 운동을 할 때도 활성산소가 많이 만들어져요.

에너지를 많이 생성해야 하니까요?

하지만 우리는 이런 염려를 할 필요가 없죠!

그 이유는 여러분들이 더 잘 아시죠! 찔리시죠!

생각해 보니 세포가 참 힘들 것 같지 않으세요?

이렇게 많은 독소들을 보관하고 있으니까요.

그러니 세포에 독소가 많이 쌓이면 염증 반응이 일어나는 건 어떻게 보면 당연한지도 모르겠네요. 세포를 이렇게 방치한 우리의 문제가 아닐까 싶어요.

자, 그럼 이렇게 쌓인 독소들을 어떻게 뺄 수 있을까요?

⌐ B. 오토파지란? 세포의 청소부!

오토파지는 일본의 '오스미 요시노리' 명예교수에 의해 그 원리가 밝혀졌는데, 이 요시노리 교수는 2016년 노벨생리의학상을 수상한 분이에요.

세포 내 재활용 시스템이라고도 불리는 오토파지(autophagy, 자가포식) 현상의 원리는, 세포 내에서 더 이상 필요 없어진 요소들을 분해해서, 다시 에너지원으로 재생산하는 현상을 말해요.

역시 의학적인 설명은 좀 어렵죠!

오토파지는 그리스어로 '자기'를 뜻하는 auto와 '포식'을 뜻하는 phagein을 합친 말로 '스스로 먹는다'라는 뜻을 가지고 있는데, 한마디로 오토파지는 '세포의 청소부'라고 생각하면 쉬울 거예요!

세포 안에 쌓인 찌꺼기나 손상된 부품들을 청소하고 재활용하는 역할을 한다는 거죠.

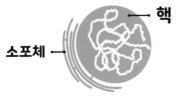

소포체 →

핵 ←

세포 내에서
더 이상 필요 없는 기관과 물질

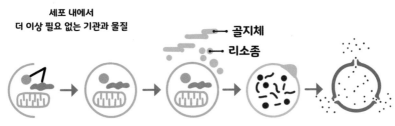

골지체
리소좀

1.
망가진 세포 구성
성분이나 필요 없는
단백질 등을 세포막
성분으로 포장하기
시작함

2.
포장이 끝나면 자가
소포체가 됨

3.
자가소포체와 분해
효소를 지닌 리소좀
이 융합함

4.
리소좀에 든 가수분
해효소가 자가소포
체 안의 물질들을
분해함

5.
분해가 끝난 분자와
대사물질은 다른 곳
에 재활용될 수 있음

오토파지 메커니즘

마치 집 안이 지저분할 때 청소를 하듯이, 오토파지는 세포의 독소를 제거해 주는데 필수적이랍니다.

우리 세포 속에 쌓여 있는 독소들인 환경독소, 물질대사 과정 속에 독소, 약물 독소, 알레르기 등 수많은 독소들을 이 오토파지가 분해해 버리는 거죠!

결론적으로 오토파지가 잘 돌아가면 세포의 독소는 빠지고, 세포는 생기 넘치고 활기차게 지낼 수 있어요!

그런데 이 오토파지는 언제 나와서 활동을 하게 되는 걸까요?

C. 오토파지의 활동은 언제 시작되나요?

그럼 이 청소부가 언제 출동할까요?

여러분 간헐적 단식이라고 들어보셨나요?

왜 간헐적 단식을 하는 걸까요? 물론 여러 가지 이유가 있지만 이 간헐적 단식과 오토파지는 연결되어 있어요.

우리가 간헐적 단식을 할 때 보통 시간이 12, 16, 18시간 등 다양하죠!

간헐적 단식의 시간은 개인마다 다르지만, 일반적으로 12~16시간 정도의 공복 상태를 유지하면 우리 세포에서 오토파지가 청소 작업을 시작하게 돼요. 그러니까 간헐적 단식이 오토파지를 불러내는 열쇠인 거예요.

이 오토파지가 노화를 막아주는 열쇠라는 논문들도 많이 있어요.

궁극적으로 세포를 깨끗하게 해 줘야 염증을 막아주고, 또 암세포로 돌연변이 세포가 나오는 것을 막아 줄 수 있으니까요 ^^

D. 청소가 시작되면?

이제 오토파지가 가동되면 무슨 일이 일어날까요?

세포는 남아있는 노폐물과 손상된 부분을 제거하고, 새로운 세포 성장을 위한 에너지를 만들어 내게 돼요.

좀 더 상세히 설명하면 손상된 세포 소기관이나 단백질을 분해하여 아미노산이나 지방산 등으로 재활용하는 거예요.

이를 통해 세포의 에너지를 유지하고 기능을 회복하는 데 꼭 필요한 과정이죠. 마치 오래된 가구를 버리고 새 가구를 들여오는 것처럼요.

세포도 더 건강하고 젊게 변화하게 되는 겁니다!

결과적으로 에너지가 증가하고, 면역력도 강화되는 거죠!

E. 오토파지는 언제 사라질까요?

오토파지에도 종료 시간이 있어요.

오토파지가 언제 등장했었죠? 우리 몸이 공복상태가 지속될 때 오토파지가 등장했었죠!

그렇다면 오토파지가 철수할 때는 언제일까요?

그건 우리 몸이 충분한 영양분을 공급받을 때, 바로 이때 오토파지는 슬슬 퇴장하게 돼요.

즉, 음식을 먹거나, 영양이 풍부한 상태가 되면 '청소부'는 퇴근하게 되는 거죠! 그러니 오토파지를 퇴근시킬지, 일을 계속 시킬지는 여러분의 선택입니다.

오토파지에 대해서 잘 이해하셨죠!

이렇게 오토파지와 디톡스는 서로 떼려야 뗄 수 없는 관계예요. 세포의 청소부인 오토파지가 활발히 활동하도록 도와주면, 여러분의 몸은 더

욱 건강하고 활기차게 변할 거예요! 그러니 오늘부터 오토파지와 친해져
보세요!

T I P

오토파지의 장기간 활성화 주의해야

오토파지는 스트레스 상태에도 나올 수가 있어요. 스트레스가 발생하면
세포가 생존을 위해 오토파지를 활성화할 수 있습니다.

이는 세포가 손상된 구성 요소나 비정상적인 단백질을 제거하여 생리적
균형을 유지하려는 과정이에요.

오토파지가 종료하는 조건은 세포 내부의 영양분 상태가 충분하거나,
스트레스 조건이 해소될 때에도 종료될 수 있어요.

또한 오토파지가 장기간 활성화되면, 세포가 생존에 필요한 에너지를
충분히 공급받지 못할 수 있으며, 이는 세포 사멸로 이어질 수 있어요.

요약하면 오토파지가 장기간 활성화되는 경우는 주로 영양 결핍 상태,
만성 스트레스, 또는 특정 질병 상태에서 발생할 수 있어요.

예를 들어, 지속적인 단식이나 극단적인 다이어트 상황에서 오토파지가
활성화될 수 있으며, 이러한 상태가 과도하게 오랜 시간 지속되면 세포의
기능 저하나 손상으로 이어질 수 있다는 거 참고하시면 좋겠어요.

THE
NEW
DIET
BIBLE

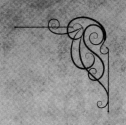

Chapter 21

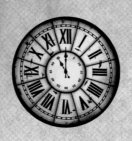

밥 먹는 시간이 중요한 이유,
'오토파지'와 함께 알아봐요

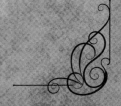

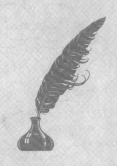

1. '오토파지'를 활성화하기 위해선 밥 먹는 시간이 중요해요. 잠자는 시간을 활용해서 12시간 이상을 공복으로 유지하는 것을 추천합니다. (물론 생활 패턴에 따라 사람마다 달라요.)

2. 저녁은 8시 이전에, 그리고 아침은 8시쯤 섭취하는 것을 추천합니다. 물론 저녁을 더 일찍 섭취하면 좋아요. 또한 아침을 공복 상태로 유지해서 점심까지 공복을 유지해도 괜찮아요.

3. 점심은 12시에 섭취하는 것을 추천합니다. 이런 식사 시간을 습관화해서 루틴을 만드는 것이 중요해요.

밥 먹는 시간이 중요한 이유, '오토파지'와 함께 알아봐요

지금까지 우리는 우리 몸이 음식을 먹었을 때 어떻게 작동하는지 그 원리를 '정글에 법칙'에 초대되어서 집을 짓고 일을 하는 과정에서 잘 이해하셨을 거라고 생각해요. 조금 극단적인 상황을 전제로 설명하긴 했지만, 더 쉽게 이해하기 위한 설명이었어요.

우리 인체는 정말 신기하죠!

지금까지 인체의 메커니즘을 이해하셨다면 이제 마지막으로 알아야 할 것이 있어요.

그게 뭐죠?

바로 "무엇을 어떻게 먹느냐"예요.

아무리 메커니즘을 잘 이해한다고 해도 '어떻게 먹고 어떤 식습관을 만들어 가는가?' 하는 것은 매우 중요한 일이 아닐 수 없죠!

그런데 여러분! 다이어트의 숨은 비밀은 시간 관리에 있다는 사실, 알고 계셨나요?

밥 먹는 시간이 왜 중요한지, 특히 '오토파지'와 어떻게 연결되는지 쉽게 풀어 드리도록 할게요.

A. 간헐적 단식, 공복 시간이 답이다!

간헐적 단식에 대해 오토파지와 연결해서 배운 것 기억하시죠?

결론적으로 식사 시간이 어떻게 되느냐에 따라 오토파지를 활성화할 수 있느냐, 그렇지 않느냐가 달라지게 돼요.

그러므로 식사시간을 정한다는 것은 얼마나 공복시간을 유지할 수 있느냐와 연결되고, 그리고 그것은 오토파지를 활성화하느냐와 연결되어 있어요. 즉, 세포 청소부가 열심히 일할 수 있는 시간을 만들어 주고, 그 청소하는 시간을 얼마나 유지하느냐가 연관되어 있다는 뜻이에요.

그래서 식사 시간이 중요하다는 이유인 거죠!

자, 그럼 우리가 공복 시간을 유지하기에 가장 좋은 시간은 언제일까요?

당연히 잠자는 시간을 활용하는 것이겠죠! 우리가 일을 하는 시간에 공복을 유지하기란 쉽지가 않아요. 그래서 잠자는 시간을 활용해서 공복을 유지해 봐요.

B. 저녁은 8시 이전, 아침은 8시에!

먼저, 저녁은 8시 이전에 먹는 것이 좋아요.

물론 6시에 먹는다면 더 좋고요.

왜냐하면, 저녁을 늦게 먹으면 밤새 소화가 진행되고, 우리 장기는 쉬지를 못하고 늦게까지 일을 해야 해요.

이뿐 아니라 저녁을 늦게 먹으면 공복 시간이 짧아져 버리기 때문에 가능하면 저녁을 일찍 먹는 것을 추천합니다.

그러니 저녁 식사는 일찍, 가볍게! 그리고 아침은 8시쯤 드시는 것을 추천해요.

그래서 최소한 공복 시간을 12시간을 만드는 것이 중요합니다.

기억하시죠! 오토파지가 활성화하는 시점! 12~16시간이요.

오토파지는 보통 12시간 이상의 공복 상태에서 활성화된다고 알려져 있기는 하지만 16시간 이상 공복을 유지해야 활성화되는 사람도 있으니, 길게 하면 더 효과적인 것은 당연하겠죠!

물론 아침에 무엇을 먹느냐가 매우 중요하지만, 그 부분은 뒤에서 말 씀드리도록 하겠습니다.

이 시점에서 여러분의 몸은 오랜 공복 상태를 지나 에너지를 다시 충 전할 준비를 하고 있어요. 적절한 시간에 아침을 먹으면, 여러분의 몸은 새로운 하루를 시작할 기회를 얻는 거죠!

C. 점심은 12시에, 스마트하게!

그럼 점심은 언제 먹어야 할까요? 바로 12시!

이렇게 되면 저녁 8시부터 아침 8시까지 약 12시간 정도의 공복 시간이 생기고, 점심시간에는 다시 에너지를 보충할 수 있어요.

이 공복 시간이 길어지면 오토파지가 활발하게 움직여서, 세포의 청소가 이루어지고 몸속 세포의 독소를 빼서 건강해지는 거죠!

그래서 '12시간 이상'이 기본 원칙이고, '16시간 이상'은 좀 더 강력한 오토파지를 원할 때 추천하는 방법이에요.

결론적으로, 밥 먹는 시간은 단순한 식사 시간이 아니라, 여러분의 몸이 어떻게 작동하는지를 결정짓는 중요한 요소예요.

저녁은 일찍, 아침은 적절한 시간에, 점심은 정해진 시간에!

이렇게 잘 지켜주면, 오토파지가 활성화되어 더 건강하게 다이어트를 할 수 있습니다.

시간의 중요성!

이제 충분히 아셨을 거라고 생각됩니다.

이 내용을 읽으면서 여러분의 식사 시간을 되돌아보시기 바랍니다.

나의 생활 속에 식사 시간의 '루틴'을 만드세요.

내 삶 속에 동일한 루틴이 돌아가게 되면, 그 시간에는 자연스럽게 하던 루틴대로 움직이게 될 것이고 이 루틴이 나의 습관으로 자리하도록, 우리 몸속의 미생물이 체계를 잡고 나를 컨트롤하게 될 거예요.

식습관을 미생물이 만든다는 내용 기억하시죠!

내 몸의 습관은 미생물이 저장하게 되고, 다시 말해서 내 습관과 맞춰서 미생물이 내 몸 상태를 유지하게 된다는 거예요.

그러니 '나의 상황 때문에'라는 이유로 어쩔 수 없다고 하지 마시고, 내

식사 시간의 관리를 한번 시작해 보세요.

물론 근무시간이 다르거나 환경이 허락하지 않는다면, 자신의 환경에 맞춰서 시간의 계획을 짜시고 위에서 설명한 시간을 기준으로 자신만의 루틴대로 지금 시작해 보세요.

이 시도가 여러분 세포의 상태를 바꿔주게 될 것입니다.

결론적으로 다이어트 메커니즘을 따라 시간을 조절하는 것, 이것이 다이어트의 시작입니다.

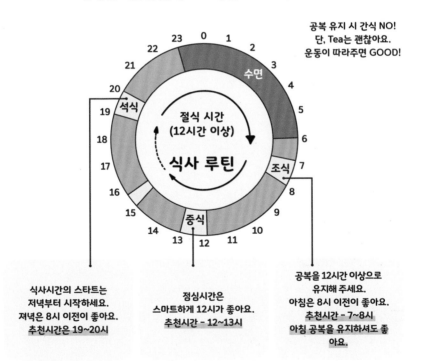

식사 루틴 만들기
안정된 식습관을, 장내 미생물에게 기억시키기

공복 유지 시 간식 NO!
단, Tea는 괜찮아요.
운동이 따라주면 GOOD!

수면

절식 시간
(12시간 이상)

식사 루틴

석식

조식

중식

식사시간의 스타트는
저녁부터 시작하세요.
저녁은 8시 이전이 좋아요.
추천시간은 19~20시

점심시간은
스마트하게 12시가 좋아요.
추천시간 - 12~13시

공복을 12시간 이상으로
유지해 주세요.
아침은 8시 이전이 좋아요.
추천시간 - 7~8시
아침 공복을 유지하셔도 좋
아요.

THE
NEW
DIET
BIBLE

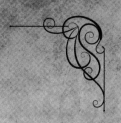

Chapter 22

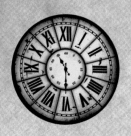

그럼
무엇을 먹어야 할까요?

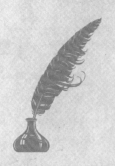

1. 생각이 나를 지배하도록 나만의 '루틴'을 만드는 것이 다이어트의 시작이에요.

2. 저녁은 탄수화물을 제거하는 식단을 추천합니다. 식이섬유와 풍부한 단백질, 지방으로 구성된 식단을 추천드려요.

3. 아침은 샐러드 중심의 탄수화물을 제거한 식단을 추천합니다. 단, 드레싱 할 때 당류가 빠지면 더욱 좋아요. 이런 식단을 하게 되면 오토파지가 점심시간까지 청소를 유지할 수 있어요.

4. 점심은 자유롭게 섭취하길 추천합니다. 점심은 탄수화물 식단이 좋아요. 그 이유는 나의 의지로는 탄수화물을 절제하기 어려워요. 탄수화물 절제가 지속되면 '요요현상'을 불러오기 쉬운 환경이 되므로 점심시간은 탄수화물 섭취를 추천합니다. 또한 하루 일과 중 가장 열심히 활동할 때이므로 빠른 에너지원인 포도당이 필요하기 때문입니다.

5. 운동량이 많고 공부로 뇌를 많이 사용하는 학생들에게는 '저탄고지' 식단을 추천하지 않아요. 케톤은 빠르고 많은 에너지원을 요하는 아이들에게는 부적합합니다.

그럼 무엇을
먹어야 할까요?

자, 어느덧 이 책의 종점이 가까워졌어요.

원리를 이해하느라 수고하셨어요.

이번 장에서는 다이어트의 핵심인 "무엇을 먹느냐"입니다.

앞 장에서 "언제 먹느냐"를 설명했었죠!

언제 무엇을 먹느냐가 연결되어야 완벽한 다이어트의 프로그램이겠죠!

그런데 여러분! 중요한 것을 먼저 짚고 들어가도록 할게요.

여러분은 지금까지의 자신의 식습관이 어땠다고 생각하세요?

아마 이 책을 읽는 분들이라면 본인의 잘못된 식습관이 적나라하게 드러났을 겁니다.

그런데 중요한 것은 과연 지금부터 말하는 식습관을 "내가 지킬 수 있느냐"예요.

쉽지 않을 거예요.

그 이유는 나의 삶 속에서 시간의 '루틴'과 식습관이 미생물과 연결되어 있기 때문이에요.

나의 의지로는 바꾸기가 쉽지 않다는 거죠!

그래서 여러분들에게 우리 몸의 메커니즘을 상세히 설명한 이유가 여기에 있기도 해요.

지금까지 설명드린 인체의 메커니즘을 어떻게 적용하는지를 먼저 아셔야 다이어트를 실행할 완벽한 준비가 되신 겁니다.

아는 만큼 보인다는 이야기를 많이 들어보셨죠!

바로 그겁니다.

『다이어트 바이블』을 읽는 여러분은 인체 메커니즘의 원리를 이해하신 분들입니다.

그래서 이 책을 열심히 읽으신 여러분은 인체에 대한 지식이 일반인들보다 많이 쌓여 있다는 겁니다. 그렇다면 나에게 쌓인 이 지식을 어떻게 활용해야 할까요?

자, 여러분이 식사를 한다고 생각해 봅시다.

"어떤 음식을 먹느냐"에 따라서 어떻게 소화가 이루어지는지 생각하게 될 겁니다.

'아! 지금 내 몸에서 탄수화물이 소화되는 과정에서 포도당으로 분해되고 있네. 당이 혈관으로 들어갔구나! 에너지가 넘치는 것을 보니 세포가 열일 중이네.'

이런 식으로 생각하면서 내 몸의 변화를 느끼는 거예요.

내 몸의 변화를 느끼는 과정 중에서 간식으로 케이크를 먹는다면, 여러분은 어떤 생각을 하게 될까요?

'이 당이 들어가면 잉여 에너지가 남겠네. 이 잉여 에너지는 간의 '작은 창고'인 글리코겐으로 쌓이겠네! 아니야! 난 글리코겐 창고가 진작에 차 있었어! 큰 창고인 지방에 쌓일 거야!'

이런 식으로 우리 뇌가 회전될 거예요. '또 간식을 먹어야 하는데, 어떻게 하지?'라는 생각이 먼저 내 머릿속을 맴돌겠죠!

이런 상황에서 음식을 편하게 먹을 수 있을까요?

그러기 쉽지 않아요.

생각이 나를 지배하도록 나만의 루틴을 만드는 것이 다이어트의 시작이에요.

여러분! 공부 못하는 아이들에게 공부해라! 공부해라! 한다고 아이들이 공부할까요?

그렇지 않다는 거 잘 아시죠! 오히려 아이들이 거부할 겁니다.

그렇다면 공부하게 하려면 어떻게 해야 할까요?

공부를 왜 해야 하는지 그 이유를 본인이 깨달아야 가능할 겁니다. 본인이 깨닫게 되면 누가 뭐래도 자기가 알아서 하게 되니까요. 깨닫는 것이 동기 부여가 되어서 말입니다.

제가 여러분에게 인체 메커니즘에 대해 설명해 드린 이유가 바로 이런 이유입니다.

여러분이 자신의 몸이 어떤 음식을 먹었을 때, 몸의 변화를 깨닫지 못한다면 여러분은 몸이 병들 때까지 늘 같은 시간에 같은 식습관을 가지고 먹게 될 수밖에 없어요.

그리고 살아가면서 누가 이야기하는 "이거 먹으면 살 빠져! 이거 먹으면 건강해져!" 이런 방식의 생활에서 벗어나기도 힘들겠죠!

세상에 만병통치약이 없듯이 다이어트를 만병통치약처럼 어떤 것에 의존하는 것만큼 무지한 건 없어요.

그리고 그런 말을 전하는 사람들조차 자신이 하고 있는 말이 무엇인지, 옳은 말인지조차 알지 못하고 하는 말이라는 사실을 잘 알아야 합니다.

이전에 설명드렸던 방탄커피를 생각해 보면 잘 이해되실 거예요.

이해하지 못한 상태에서 단순히 살 빠지는 다이어트 커피 정도로 생각하고 마시면서, 오히려 살이 찌게 되고, 방탄커피가 효과 없다고 생각하는 잘못된 방식 말이죠.

그래서 궁극적으로 여러분이 여러분의 몸을 이해할 때 먹는 것을 조절할 수가 있고, 이로 인해 자신만의 루틴이 만들어지는 거죠.

그 루틴에 의해서 우리 몸의 미생물들의 균형을 찾아주고 궁극적으로 식습관이 바뀌게 되는 겁니다.

이제부터 나의 생각을 나의 몸과 연결해서 생각을 시작해 보세요.

이것이 여러분이 다이어트를 실행하게 만드는 동기부여가 될 것입니다.

열변을 토했네요.

자, 그럼 지금부터 무엇을 먹어야 하는지에 대해 들어가 볼까요?

식사의 시작을 저녁 시간에서부터 시작해 볼까요?

저녁을 먹는 시간은 8시 이전이라고 한 것 기억하시죠.

저녁 시간에 무엇을 먹는 것이 좋을까요?

여기저기서 "이것이 좋다. 이것 먹어라. 내가 정답이다"라고 이야기하는 자료들이 넘쳐나요.

그러나 내 몸은 남이 아니라 내가 가장 잘 알고 있어요. 사람마다 체질도 다르고, 소화력도 다르고, 장기의 건강상태도 달라요. 또한 유전도 다르고, 미생물도 다르죠!

남의 이야기를 듣고 맹신하는 것보다 나만의 방식을 찾아가는 것이 중요한 이유예요.

A. 저녁은 탄수화물 제거 식단

사람마다 차이가 있겠지만, 제가 추천하는 방법은 저녁에는 탄수화물을 먹지 않는 거예요.

탄수화물을 빼면 무엇을 먹느냐고요?

너무도 많아요.

모든 식사의 기본은 충분한 식이섬유의 섭취에 있어요.

우리가 매일 먹는 음식을 돌아보면 거의 같은 음식을 먹고 있지 않나요?

다양한 음식을 섭취하고 있지 않은 거죠!

특히 탄수화물이나 이 탄수화물을 가공한 음식을 아마 주로 드실 거예요.

그러나 여러분! 우리 몸은 다양한 영양소를 필요로 해요!

영양소의 균형 있는 섭취는 우리 몸에 절대적으로 중요한 부분인데,

한쪽으로 치우친 식습관은 언제나 문제를 가져오게 돼요.

그래서 여러분의 저녁 식단은 탄수화물을 제거한 식이섬유와 단백질 지방으로 구성된 식단을 추천드려요.

저녁식사[8시전]

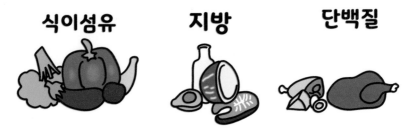

식이섬유 　　지방 　　단백질

제가 많은 강의를 하다 보면 제자들이 처음 '디톡스'를 시작할 때 탄수화물을 빼면 먹을 것이 없다고 이야기들을 해요. 하지만 실제로는 그렇지 않아요.

한번 식이섬유의 종류를 나열해 볼까요?

상추, 깻잎, 시금치, 케일, 브로콜리, 콜리플라워, 당근, 호박, 오이, 토마토, 양파, 마늘, 버섯류(표고버섯, 새송이버섯 등) 등등, 여러분들이 모르는 것들도 너무 많아요.

여러분은 이런 식이섬유 중에 어떤 것을 드시나요?

아마 5가지를 넘는 경우가 많이 없을 거예요. 식이섬유의 종류를 확대해 보세요. 식이섬유마다 특징들이 있고 영양소들이 다르게 들어 있어요.

우리 몸에 미생물도 편식하지 않도록 다양한 식이섬유를 먹여주세요. 그럼 내 몸을 잘 지켜주는 튼튼한 미생물들이 늘어날 거예요.

그리고 단백질은 어떤 음식들을 주로 드시나요?

단백질도 한번 나열해 볼까요?

소고기, 닭고기, 오리고기, 두부, 콩류, 계란, 고등어, 문어, 갈치, 조개, 홍합, 게, 전복 등등…, 헉헉, 더 나열할까요?

우리가 먹는 것이 매번 정해진 것을 먹다 보니 실제 영양소들이 잘 생각나지 않을 수 있어요. 그러나 생각보다 많은 식재료들이 있다는 것 잊지 마세요.

자, 저녁은 탄수화물을 제외한 식이섬유와 단백질을 섭취하라고 말씀 드렸어요.

저는 요리를 할 줄 몰라서 요리 추천은 어려워요. 제가 음식을 만들면 이것저것 눈에 보이는 것을 모두 넣다 보니, 와이프와 자녀들에게 핀잔을 들을 때가 많아요.

그래도 요리를 못 하는 것이 오히려 도움이 돼요. 왜냐고요? 그건 와이프랑 아이들이 요리를 잘하기 때문에 저는 입만 벌리고 있으면 되니까요.

여러분은 여러분만의 재료를 잘 배합해서 맛있는 요리를 만들어 드세요.

식이섬유, 단백질, 지방 등을 활용해서 요리하는 법을 알려주는 책들이 많이 나와 있으니, 처음에 무엇을 어떻게 먹어야 할지 잘 생각하기 어려우신 분들은 요리책을 한 번 보시는 것을 추천드려요.

물론 스마트폰을 검색해 보면 너무도 많은 자료들이 있으니 스마트폰을 활용하셔도 되고요.

그럼 아침은 무엇을 먹어야 할까요?

아침은 8시쯤 먹으라고 말씀드린 거 기억하시죠. 공복 12시간을 넘겨 주세요.

물론 직장생활을 한다면 아침을 챙겨서 먹고 나가기 쉽지 않을 수도 있어요.

오히려 제가 여러분에게 추천하고 싶은 방법이 아침을 금식하는 거예요.

아침을 먹지 않으면 공복 시간이 더 길어지니까요.

식이섬유   지방   단백질

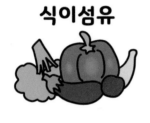
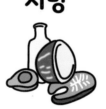
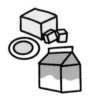

그럼 아침은 어떤 것을 위주로 먹어야 할까요?

아침은 샐러드 위주의 식사를 추천합니다.

다시 말해서 식이섬유 위주의 식사라는 거죠. 물론 계란 등 약간의 단백질을 같이 섭취하는 것도 좋아요.

또한 과일류는 사과나 토마토, 귤 등을 추천합니다. 물론 과당이 적게 들어간 과일일수록 더욱 추천합니다. 여기에 견과류가 들어가면 더욱 좋죠.

단, 주의할 점은 샐러드에 드레싱 할 때 당류가 빠지면 더욱 좋아요.

이렇게 아침을 섭취하였을 때 여러분 몸의 메커니즘을 기반으로 생각해 볼까요!

우리는 저녁을 8시에 먹었고 아침을 8시에 먹었어요.

중요한 것은 시간이라고 했죠!

공복 시간이 얼마나 되었나요? 12시간이죠. 오토파지가 활성화되었어요.

그런데 아침 식사를 하면 생성된 오토파지가 사라지지 않나요?

이때 우리가 생각해야 할 것은 아침에 "무엇을 먹느냐"에 따라 오토파지는 유지될 수도 있어요.

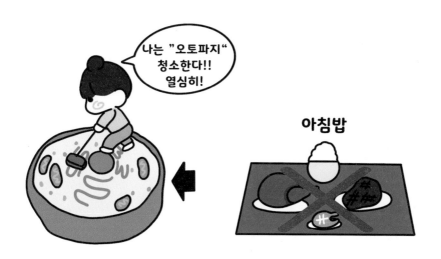

우리는 아침으로 무엇을 먹었나요? 식이섬유죠!

아직 지속적인 연구가 필요하지만 식이섬유를 섭취하면 오토파지가 사라지지 않고 청소부 역할을 지속하게 돼요.

이 부분은 뒤에 설명할 식사의 메커니즘과 케톤을 연결해서 부족한 부분은 설명할 거예요.

탄수화물을 섭취하지 않고, 식이섬유, 지방 등을 섭취하면 케톤 상태가 유지되는데, 이때 오토파지도 유지된다는 연구 결과가 있어요. 또한 단백질의 소량 섭취는 오토파지에 영향을 주지 않을 수 있어요.

실제로, 오토파지는 세포 내 아미노산을 공급하여 단백질 합성을 지원하는 역할을 하는데, 오토파지가 세포를 청소하는 과정에서 분해된 단백질의 아미노산은 세포 내 단백질 합성에 사용될 수 있어요.

그러나 과도한 단백질 섭취는 오토파지 과정을 억제할 수 있다는 연구 결과도 있어요.

그러므로 과도한 단백질 섭취는 오토파지의 유도를 억제하고, 오토파지 형성을 감소시킬 수 있어요. 이는 아미노산이 오토파지 과정을 조절하는 신호 전달 경로에 영향을 미칠 수 있기 때문이에요.

이전에 설명했듯이 저는 아침 식사를 금식하시길 추천합니다.

그러면 우리의 공복 상태는 점심시간까지 16시간 이상이 유지된다는 것이기 때문에 가능하다면 아침까지 금식을 유지해서 활성화된 오토파지를 유지하길 추천해요.

다시 말해서 오토파지가 활성화된 상태에서 청소부 역할을 잘할 수 있도록 우리가 도와줘야 해요.

T I P

'식이섬유'와 '오토파지' 관련한 학술지 내용

1. 2017년 'Autophagy' 학술지에 발표된 연구에서는 식이섬유 섭취가 오토파지 과정을 촉진시킨다는 것을 발견했습니다.
   식이섬유는 소화되지 않고 소화기관을 통과하면서 소화효소의 작용을 받지 않는 부분으로, 오토파지를 유도하는 역할을 해요.

2. 2018년 「Journal of Nutrition and Metabolism」 학술지에 발표된 다른 연구에서는 식이섬유 섭취가 세포 내 노폐물을 제거하는 오토파지 과정을 촉진시킨다는 것을 확인했어요.

3. 2019년 「Nutrients」 학술지에 발표된 또 다른 연구에서는 식이섬유 섭취가 오토파지 과정을 조절하여 세포의 건강을 유지하는 데 도움이 된다는 것을 제안했어요.

⊏ C. 점심은 나의 자유시간! '요요'는 안돼!

자, 그럼 이제 점심을 먹어볼까요?

점심은 기존에 식사했던 대로 유지하시는 것을 추천드립니다.

이유는 제가 지속적으로 강조하였듯이 우리의 의지는 한계가 있어요.

억지로 마음을 잡아서 다이어트를 강행하게 되면 무엇이 찾아온다고 했었나요?

바로 '요요현상'이죠!

이 요요는 무조건 억제만 하는 방식의 다이어트의 한계를 느끼게 해요. 여러분들이 다이어트에 성공하기 위해서는 이 요요현상을 방지해야 하는 거죠! 그래서 여러분에게 점심때는 기존 식사대로 탄수화물 식단을 추천드리는 거예요.

또한, 우리가 가장 열심히 뇌를 사용하거나 움직이는 시간이 바로 일하는 시간이에요. 에너지를 많이 사용하는 시간이라는 거죠!

그런데 에너지를 많이 사용할 때 속도가 느린 케톤을 사용하게 되면, 빠른 대응이 어려울 수 있어요. 그래서 에너지를 많이 사용하는 시간에는 속도가 빠른 탄수화물이 적격이에요.

또한 점심에서도 식이섬유를 풍부하게 먹기를 추천드립니다. 그것은 식이섬유를 먼저 섭취하게 되면 몸속에서 이 식이섬유는 불어나게 되고, 배가 부르다는 포만감을 빨리 느끼게 만들어 줘요.

결론적으로 식이섬유가 먼저 들어가면 배부름을 빠르게 느껴서 강제적으로 소식을 하게 만들어 주는 거죠! 그래서 기존에 우리들이 식사하는 방식에서 반대로 식사를 하는 '거꾸로 식사법'이 중요한 겁니다.

특히 발효음식을 가까이하셔야 해요.

발효는 누가 한다고 했죠?

미생물이죠! 미생물이 발효하는 과정 속에서 우리 소화를 도와주는 효소도 생성하고 미생물이 만드는 대사물질 기억하시죠?

'짧은사슬지방산', '박테리오신' 등 우리 몸에 꼭 필요한 것들을 만드는

데, 그 과정이 바로 발효 과정이라는 것, 기억해 주세요.

그러므로 "발효식품"을 많이 섭취하면 좋은 미생물의 수도 늘어나고 우리 몸에 유인한 물질들도 풍성해지기 때문에 발효식품을 드시는 것 잊지 마세요.

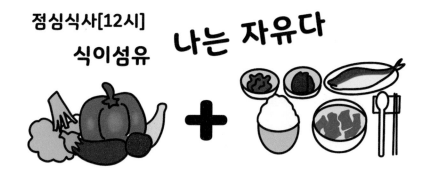

지금까지 무엇을 섭취해야 하는지 시간대와 연결해서 설명했어요.

그렇다면 모든 사람이 동일하게 이 방식으로 해야 할까요?

절대, 그렇지 않아요.

이 식사시간과 방식은 사람마다 차이가 있습니다. 물론 이 식사방식은 일반적인 사람들을 기준으로 설명하고 있어요.

그러나 이 메커니즘을 이해하셨다면 자신의 상황에 맞춰서 자신만의 방식을 만드는 것도 좋아요.

D. 운동량이 많고 뇌를 많이 사용하는 아이들에게 이런 식단이 괜찮을까요?

움직임이 많고, 한창 공부하는 아이들에게는 이 식단을 추천하지 않아요.

그 이유는 우리가 섭취하는 음식 중 탄수화물이 성장하는 아이들에게는 매우 중요한 요소이기 때문입니다.

우리의 뇌는 많은 에너지를 필요로 해요.

예를 들어 공부하는 아이들의 뇌는 학업에 빠르게 대응해야 해요.

그런데 포도당은 지방에 비해서 속도가 어떻다고 설명했었죠?

포도당이 훨씬 빠르게 작용하죠! 만약 아이들이 케톤을 에너지로 사용한다면 뇌를 많이 사용하는 시간에 케톤체가 온전하게 대응하지 못할 수 있어요. 뇌를 사용하는 만큼 에너지를 신속하게 공급받을 수 없다는 이야기죠! 단, 아직 미성년자인데 고도비만이라면 이 방식을 적극 추천합니다.

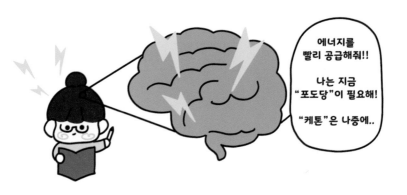

학생들과 다르게 여러분은 어떤가요?

안타까운 일이지만 우리는 뇌도 많이 사용하지 않고, 또 운동도 잘하지 않잖아요.

그러니 이 식단은 우리에게 맞는 식단인 거죠!

지금 추천하는 식단은 초기에 어려움이 따를 수 있어요. 하지만 건강한 몸을 만들고 다이어트에 성공하기 위해서는 꼭 도전해 보시길 추천해 드립니다.

이런 식단으로 2개월을 유지한다면 장내 미생물이 변화하면서 지금의 식습관이 고정될 겁니다.

그럼 굳이 내가 노력하지 않아도 미생물이 나의 식습관을 2개월 동안 노력한 대로 맞추어서 바꿔 놓을 거예요. 한번 체험해 보세요.

또한 회사 생활을 하고 있다면 모임이나 식사 자리에 어려움이 따를 수 있어요. 그런데 그런 자리에서 빠지기는 쉽지 않죠.

그러므로 그럴 때는 그대로 회식을 하시고 이후부터 하시면 되니 너무 부담가질 필요는 없습니다.

이런 강제의 억제 방식은 더욱 호르몬을 강하게 만들어 주니까요.

THE
NEW
DIET
BIBLE

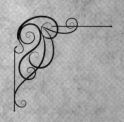
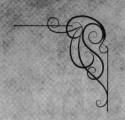

Chapter 23

식단과 시간,
그리고 인체의 작용과
정리의 시간

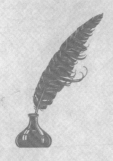

1. 지금까지 배운 내용을 기반으로 가상의 인물인 Mr Hong이 생활하는 가운데 이뤄지는 인체의 변화를 볼 수 있어요.

2. Mr Hong의 생활 속 '루틴'을 통해 인체의 변화를 함께 생각해 봐요. 이를 통해 인체의 메커니즘과 실생활을 연결할 수 있으면, 이 글을 읽고 있는 당신은 다이어트 전문가입니다.

식단과 시간,
그리고 인체의 작용과 정리의 시간

여러분, 많은 시간을 할애하며 배웠던 인체 메커니즘 기억하시나요?

이번 장에서는 식사시간과 시간대별 식단에 대해 우리가 배운 메커니즘에 입각해서 인슐린을 사용하고 있는지? '글리코겐'을 사용하는지? '케톤체'를 사용하는지? 어떤 것을 사용하고 있는지의 관점에서 그 메커니즘에 대해 식사와 비교하면서 설명하려고 해요.

이 부분을 이해하기 위해서 지금까지 배운 인체 메커니즘의 복습이 필요할 것 같아서 다시 한번 간단히 정리해 드릴게요.

탄수화물을 먹게 되면 소화효소로 소화를 시키고 소화가 완료되면 포도당으로 분해되죠!

이렇게 분해된 포도당은 혈관으로 흡수되고 혈당이 올라가게 되죠.

이때 우리 몸에서 출동하는 호르몬이 있죠!

어떤 호르몬인가요? 바로 인슐린이었어요.

인슐린이 세포에 당을 넣어 주기도 하고, 과식으로 남는 잉여 포도당을 글리코겐, 그리고 지방으로 전환시키기 위해 이동해서 넣어주는 역할을 했죠!

그런데 우리가 탄수화물을 섭취하지 않을 경우 혈액 속에 당이 떨어지면서 저혈당이 되었을 때 췌장에서 인슐린의 반대되는 호르몬이 분비되었었죠!

어떤 호르몬이 출동하죠?

바로 '글루카곤'이었죠!

이 글루카곤이 간에 저장되어 있는 글리코겐을 불러내서 혈당을 올린다고 설명했죠?

글리코겐을 모두 사용하고도 저혈당이 생긴다면 누가 출동한다고 했죠?

바로 지방이었죠!

이 지방이 간으로 이동해서 케톤체로 전환된다고 했던 것 기억하시죠?

지금 복습해 드린 내용을 기반으로 지금까지 설명한 식사와 식사시간에 연계해서 인체가 어떻게 작용하는지 풀어보도록 하겠습니다.

⌐ A. 식사와 인체의 작용

이 부분은 쉽게 이해하도록 스토리가 있는 이야기로 설명할게요.

이 이야기는 여러분의 이해를 돕기 위해 조금 "극단적인 방법"으로 설명하고 있어요. 그냥 소설책 읽듯이 편안한 이야기처럼 읽어 나가시길 바라요.

이번 장에서는 가상의 인물인 Mr Hong을 통해 변화되어 가는 식습관과 에너지의 변화를 보도록 할게요.

'Mr Hong'의 삶 속에 초대된 여러분 환영합니다.

Mr Hong의 생활 속에서 여러분들이 그동안 배우신 다이어트 메커니즘을 완벽하게 이해하는 시간이 되길 바랍니다.

그동안 비만으로 고생했던 Mr Hong은 『다이어트 바이블』을 읽고 자
신의 몸에 있는 독을 빼보겠다고 다짐을 하고, 당장 오늘 저녁 시간부터
책에서 이야기한 대로 생활의 루틴 바꿔보기를 시작해요.

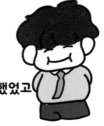

등장인물 | 홍길동
나이 | 40대 중반
직업 | 대기업 마케팅 차장
성별 | 남성
식습관 | 탄수화물을 주식으로 생활했었고
**   당뇨 전단계의 상태**

| 첫째 날 |

매일 회식과 늦은 간식을 먹었던 Mr Hong은 이전과는 다르게 일찍
퇴근하여 저녁 7시에 식사를 합니다.

저녁 식사의 메뉴는 단백질이 풍부한 고기와 콩류(두부 등), 계란 등
과 브로콜리, 양배추, 양상추, 오이, 토마토 등 식이섬유, 그리고 이를 코
코넛 오일로 드레싱 해서 먹었어요.

저녁식사

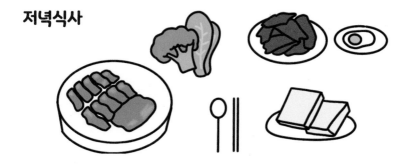

이렇게 저녁 식사를 마친 Mr Hong의 몸은 어떻게 움직일까요?

Mr Hong은 당뇨 전 단계의 사람으로 그동안 탄수화물을 과도하게 먹었기에 혈관 안에 아직 여분의 당이 남아있어요.

그러므로 아직은 이 당을 사용해서 에너지를 만들어요.

당뇨 전 단계였던 Mr Hong은 그동안 운동을 하지 않았었기에 매일 3,000보씩 걷기로 마음을 먹고 아내와 같이 집 가까이 있는 공원을 걷기 시작해요.

Mr Hong은 걸음걸이가 빠른 편이라 30~40분 정도 3,000보를 걷는데 시간이 소요되었어요.

3,000보 정도밖에 걷지 않았는데도 평상시보다 에너지 소비가 많이 돼요.

하지만 Mr Hong은 혈액에 남아있는 당이 여유가 있어서 포도당을 에너지로 사용하고 있어요.

이제 운동을 마친 Mr Hong은 저녁 시간에 TV나 스마트폰도 보고 씻고 난 후에 잠을 잡니다.

아직까지 Mr Hong은 포도당을 에너지원으로 사용하고 있어요.

| 둘째 날 |

아침식사

아침이 되었어요.

바쁘게 아침 시간을 보낸 Mr Hong은 아침 식사를 간단하게 샐러드에 코코넛오일을 드레싱 해서 먹습니다.

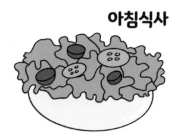

저녁 시간부터 아침 시간까지 13시간 정도가 지났어요.

하지만 혈액의 포도당이 넉넉한 관계로 세포의 청소부인 '오토파지'는 등장하지 않았어요.

출근한 Mr Hong은 오전에 열심히 일을 했어요.

일을 하면서 에너지를 소비하다 보니, 혈액 속에 당이 떨어지기 시작해요.

이때 우리 몸의 '위'에서 배꼽시계를 켭니다.

12시~ 위에서 배고파 호르몬인 '그렐린 호르몬'을 분비하기 시작해요.

Mr Hong은 회사 앞에 있는 비빔밥 전문점에서 비빔밥과 청국장을 맛있게 먹었어요.

전날 저녁부터 탄수화물을 끊었던 터라 정말 게걸스럽게 먹었네요.

점심식사

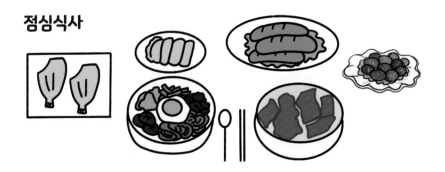

이렇게 먹은 식단은 '탄수화물' 식단이죠!

자, 이제 혈당이 다시 상승하기 시작해요.

Mr Hong의 몸에서는 항상성이 발동하고 췌장에서 인슐린을 분비하기 시작하죠!

열심히 에너지원을 생성해서 오후 시간을 보내요.

오늘 열심히 일한 Mr Hong은 7시에 집에 도착했어요.

오늘 저녁은 와이프가 오리고기에 상추쌈, 깻잎 등 각종 야채를 준비해 주었어요.

저녁식사

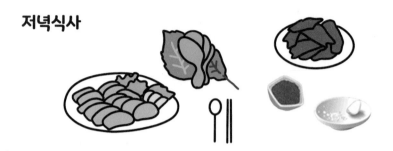

오늘 저녁도 어제처럼 동일하게 집 앞 공원으로 3,000보 걷기를 합니다.

어제 루틴대로 오늘도 동일한 시간에 취침을 하게 됩니다.

| 셋째 날 |

다음 날 아침이 되었어요.

어쩌죠! 오늘은 늦잠을 잤네요. 허겁지겁 준비해서 출근을 서두르다 보니 아침 식사를 거르고 출근했어요.

직장에서 열심히 일을 하다 보니, 그 많던 혈관에 당이 어느새 소진되었어요. 장시간 공복 상태가 유지되다 보니 혈관에 당이 부족한 상태인 거죠!

이때 Mr Hong의 인체에는 '항상성'이 발동하면서 췌장에서 인슐린에 반대되는 글루카곤 호르몬이 출동했어요.

그동안 Mr Hong의 간에 차곡차곡 쌓아 놓았던 글리코겐이 분비되기 시작해요.

좀 전까지만 해도 혈당이 떨어졌던 Mr Hong은 이제 혈당이 채워졌어요.

글리코겐으로 얼마 사용하지 않았는데 벌써 점심시간이 되었네요.

너무나 기다렸던 점심시간이죠!

Mr Hong은 일행들과 오랜만에 한정식집으로 발걸음을 옮겼어요. 상 다리가 부러지게 맛있는 것이 넘쳐났어요. 과식했네요.

점심식사

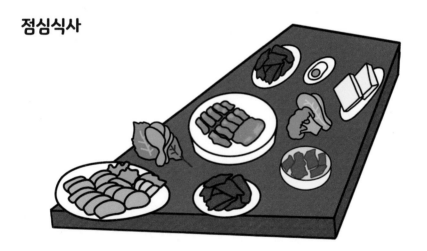

Mr Hong의 몸속에서는 당이 채워지니 인슐린 호르몬이 출동하기 시 작해요.

좀 전까지 열 일하던 글루카곤 호르몬은 인슐린의 등장으로 사라졌어요.

포도당 에너지도 풍부하니 이제 일을 해볼까요?

오늘도 수고했어요. 집으로 퇴근~~

어제와 똑같은 루틴으로 탄수화물을 배제한 저녁 식사를 했어요. 물론 어제와는 다른 종류의 식단이었어요.

같은 루틴으로 운동을 하고 잠이 들었어요.

| 넷째 날 |

13시간이 지났네요.

이전과는 다르게 아침부터 혈액에 당이 거의 소진되었네요. 어제 점심 때 먹은 포도당은 거의 소진된 상태예요.

이때 Mr Hong의 세포에서는 기다렸다는 듯이 세포 청소부인 오토파지가 등장해요.

오랜만에 등장하네요. 아침부터 오토파지가 세포를 청소하느라 열 일하고 있네요.

루틴대로 Mr Hong은 아침을 샐러드로 채웠어요.

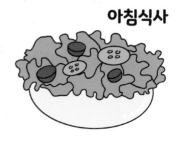

아침식사

여느 때와 같은 시간에 회사에 출근하고 하루 일과를 시작해요.

그런데 Mr Hong 세포의 오토파지는 아직까지 신나게 청소 중이에요.

10시가 조금 넘었을까요?

혈관의 당이 떨어졌어요.

몸이 균형추인 항상성이 발동해서 췌장에서 다시 글루카곤 호르몬을 분비해요.

간에 남아있던 글리코겐을 포도당으로 분해해서 혈관에 혈당을 올렸어요.

기다렸던 점심시간이에요. 배꼽시계 가동~~ 그렐린 호르몬 출동!

점심은 오랜만에 중국 음식을 먹었어요.

점심식사

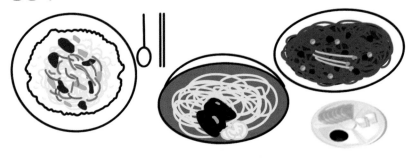

잡채밥을 먹으면서 일행이 시킨 짜장면과 짬뽕도 같이 먹었어요.

평소 루틴대로 탄수화물이에요.

자, 인슐린 출동합니다.

당이 올라가고 열심히 일을 해요.

퇴근하고 동일한 루틴으로 GO! GO!

| 다섯째 날 |

아침이 되었어요!

13시간의 간헐적 단식이 이루어지고 어제와 같이 청소부 오토파지가 등장해서 청소를 시작해요.

아침부터 혈관에 당이 없는 저혈당 상태가 되었네요. 그런데 이젠 글리코겐이 남아있지 않아요. 어제까지 간의 '작은 창고'에 저장되어 있던 글리코겐을 이틀 동안 다 썼어요.

이제 누가 등장할지 여러분은 짐작하시죠?

바로 지방의 등장이에요.

이때 Mr Hong은 책에서 배운 대로 방탄커피를 만들어서 마셨어요.

'마중물' 기억하시죠?

방탄커피가 간에 마중물로 작용하면서 간에서 케톤체를 생성하기 시작했어요.

처음으로 케톤체를 사용한 Mr Hong은 몸이 이전 같지 않음을 느껴요. 몸이 조금 나른한 것 같아요.

그런 와중에 기다리던 점심시간이 찾아왔어요. 급히 식당으로 이동한 Mr Hong은 탄수화물을 허겁지겁 맛있게 먹었어요.

오늘은 왠지 이전보다 더 맛있는 것 같아요. 이런 걸 보면 당을 갈구하는 우리의 몸을 이해할 수 있어요.

과연 이렇게 몸이 당을 갈구하는데 나의 인내로 당을 끊을 수 있을까요?

불가능하니까 요요라는 말도 나오게 된 거죠.

자, 이제 누가 출동할까요?

Mr Hong의 혈액에 당이 충전되니 다시 인슐린이 출동했어요.

이전까지 열심이었던 케톤은 사라진 상태예요. 확실히 케톤을 사용하다가 인슐린으로 당을 사용하니 한결 몸에 에너지가 풍부하다는 것을 느끼게 되네요.

오전에는 조금 힘들던 일이 아주 수월하네요.

즐거운 퇴근 시간! 오늘도 고생하셨어요.

저녁에 루틴대로 식사와 운동과 취침!

이때까지는 인슐린이 분비되어서 당을 사용하고 있어요.

| 여섯째 날 |

하루가 지나고 아침이 되었어요. 13시간이 경과했네요.

오늘은 이른 시간부터 청소부가 출동했네요. 청소하자! 청소!

그리고 어느 때부터인지 인슐린은 사라지고 케톤이 등장하고 있어요.

그런데 어제보다는 한결 몸이 가벼워진 것 같아요.

점심때까지 간은 케톤을 열심히 생산해 내요.

확실히 이제 케톤에 몸이 적응하는 것 같아요.

전날은 몸이 매우 나른한 것 같았는데, 오늘은 한결 편안해지고 몸이 가벼워졌다는 걸 느껴요. 케톤을 사용하니 Mr Hong의 몸속 지방이, 계속 분해되고 있어요.

| 2개월 후 |

이런 루틴대로 Mr Hong이 2개월간 생활을 했어요.

Mr Hong의 몸속 지방은 어떻게 되었을까요?

몸속 지방뿐일까요? 그 많던 독소는 어떻게 되었을까요?

여러분은 Mr Hong의 일상생활을 보면서 무엇을 느끼셨나요?

처음에 Mr Hong은 포도당을 에너지로 사용했어요. 인슐린이 풍부했겠죠?

그리고 식단을 바꾸어 가면서 그 식습관과 생활을 매일의 루틴으로 만들어가기 시작했어요.

그러면서 차츰 작은 창고에 저장되어 있는 글리코겐을 췌장에서 글루카곤을 분비해서 빼내기 시작했어요.

간의 글리코겐을 다 쓴 Mr Hong은 이제 간의 큰 창고의 지방을 빼쓰기 시작해요.

케톤을 에너지원으로 돌리는 거죠.

일련의 이런 과정을 통해서 아래의 순서대로 우리 몸의 엔진이 돌아가기 시작해요.

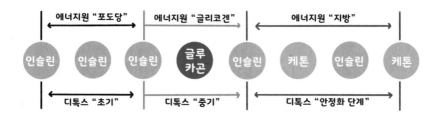

자, 어때요? 이제 이해가 완전히 되셨나요?

Mr Hong은 당뇨 전 단계라고 했어요.

그렇다면 일련의 루틴으로 독소를 뺀 Mr Hong의 당 상태는 어떻게 되었을까요?

분명히 호전되었을 거예요. 당연히 그럴 수밖에 없어요.

지방이 줄어들면서 '인슐린 저항성'도 사라지고, '인슐린 민감도'도 다시 올라가기 시작할 거예요.

이뿐인가요? '렙틴 저항성'도 사라지고 민감도가 올라갈 거예요.

장내 미생물 변화는 어떨까요?

유익한 미생물이 증가하고 있을 거예요. 차츰차츰 몸이 균형을 잡아나가기 시작하는 거죠!

초기부터 중기까지 진행하다 보면 몸이 가벼워지는 것을 느낄 수 있어요.

독이 빠지면 당연히 느껴지는 현상이죠.

이렇게 Mr Hong의 독소를 제거하는 다이어트 '루틴' 속에서 여러분의 삶을 적용해 보세요.

변화된 여러분의 몸을 경험할 수 있을 거예요.

자, 우리 함께 독소 제거를 향하여~ 파이팅!

THE
NEW
DIET
BIBLE

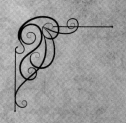
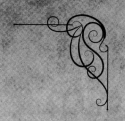

Chapter 24

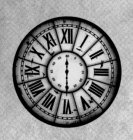

자, 지금부터
챌린지를 시작해 볼까요?

- 성공적인 다이어트를 위한 제안 -

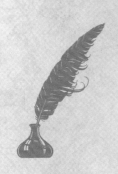

1. 성공적인 다이어트의 첫 번째 단계는 명확한 목표를 설정하는 것입니다. 몇 kg을 감량할지를 정하는 목표도 좋지만, 식습관을 언제까지 어떻게 '루틴'으로 만들지를 목표로 설정하는 것이 더 중요해요.

2. 목표를 설정했다면 그 목표가 나의 생활 방식과 맞아야 해요. 예를 들어 나의 근무시간 등 생활과 목표가 다르면 그에 따라 실행 방법도 달라져야 해요.

3. 나의 몸을 알아야 해요. 당뇨가 있다든지, 가족력이 있다든지, 나의 상태에 따라 식습관을 맞춰야 해요.

4. Mr Hong이 루틴 속에 운동을 넣었듯이 나에게도 운동은 필수입니다. 그러나 처음부터 너무 무리한 계획은 실패로 갈 수밖에 없으니 가장 작은 단위인 걷기부터 시작하길 추천해요.

5. 스트레스는 일시적으로는 에너지를 제공하지만, 만성적인 스트레스는 다양한 건강 문제를 유발합니다. 특히, 만성 스트레스는 '오토파지'를 방해하여 '디톡스'에도 악영향을 미쳐요. 이런 스트레스를 없애려면 좋아하는 활동을 찾아서 즐겨 보세요.

6. 다이어트는 소셜 서포트를 활용하면 성공 확률이 높아져요. 실제 많은 성공사례들을 보면 다이어트를 함께 하는 동료가 있었다는 거예요. 가족, 친구, 다이어트 커뮤니티와 함께한다면 그 효과는 배가될 거예요.

자, 지금부터 챌린지를 시작해 볼까요? - 성공적인 다이어트를 위한 제안

지금까지 여러분은 우리의 식습관과 인체 메커니즘에 대해 깊이 있는 지식을 습득했어요.

아마 읽으면서 이해하기 쉽지 않은 부분들도 많았으리라 생각돼요.

"다이어트를 하는데 이렇게 깊이 있는 지식이 필요할까"라고 생각하셨을 수도 있어요.

그러나 제가 수없이 많은 강의와 제자들을 양성하면서 느낀 것은 '얼마나 알고 있는가'가 매우 중요하다는 점이에요.

아는 만큼 보인다는 말처럼, 다이어트도 역시 여러분이 얼마나 알고 있느냐에 따라 그 결과가 달라지게 됩니다.

다이어트는 단순히 살만 빼는 것이 아닙니다.

예를 들어, 먹고 싶은 것, 입고 싶은 것을 참으면서 열심히 돈을 벌어 부자가 되었다고 해도, 오늘 생을 마감한다면 그것이 무슨 의미가 있을까요?

살만 빠지고 건강을 잃는다면 다이어트의 의미가 있을까요?

그럴 바엔 차라리 살이 찌더라도 먹고 싶은 것 먹으며 사는 게 낫지 않을까요?

여러분, 다이어트는 독소를 제거하는 것이에요.

이제는 이 말이 조금 다르게 들리시나요?

제가 지금까지 설명한 방식으로 다이어트를 하게 되면, 1차적으로 몸의 독소가 먼저 빠지게 돼요.

독소가 빠지다 보면 몸이 가벼워지는 것을 느끼게 되고, 그렇게 되면 지방을 운용해서 생활하는 경험을 하게 되는 거죠.

궁극적으로 이런 과정을 통해 지방이 분해되는 것이 건강한 다이어트임을 기억해 주세요.

자, 이제 다이어트를 시작할 준비가 되셨나요?

그렇다면 성공적인 다이어트를 위해 오늘부터 무엇을 해야 할지 재미있게 풀어서 설명해 드릴게요!

A. 명확한 목표 설정하기

성공적인 다이어트의 첫 번째 단계는 명확한 목표를 설정하는 것입니다.

몇 kg을 감량할지에 대한 목표도 좋지만, 식습관을 언제까지 어떤 루틴으로 만들지에 대한 목표를 설정하는 것이 더 중요해요.

먼저 자신의 라이프스타일에 맞춰 식사시간을 정해 보세요.

다른 사람의 방법을 그대로 따르는 것이 아니라, 자신의 생활 패턴에 맞는 다이어트가 필요해요. 아침, 점심, 저녁을 몇 시에 먹을지, 간헐적 단식을 12시간 할지 16시간 할지 결정해 보세요.

가정주부라면? 학생이라면? 회사원이라면? 각자의 상황에 맞춘 시간과 음식 설정이 매우 중요합니다.

내 생활에 맞는 다이어트 루틴을 계획해 보세요.

B. 몸의 메커니즘에 맞춰 식습관 설정하기

두 번째로, 목표가 우리 몸의 메커니즘과 연결되어야 합니다.

이 책을 통해 배운 내용을 바탕으로 각각의 영양소가 어떻게 소화되고 흡수되는지를 이해했다면, 이에 맞는 식습관을 만들어야 합니다.

예를 들어, Mr. Hong은 직장생활을 하는 40대 중반의 남성이었어요.

Mr. Hong은 퇴근 시간에 맞춰 식사시간을 설정했고, 저녁과 아침에 탄수화물을 줄인 식단을 선택했어요.

점심에는 업무 집중이 필요하니 탄수화물 섭취로 에너지를 보충하고, 공복 시간을 저녁으로 잡아 저녁부터 아침까지 13시간의 금식을 했죠.

그랬더니 3~4일째 되는 날부터 '글리코겐'을 사용하게 되었어요!

여러분도 자신에 맞는 타입에 따라 식습관을 설정해 보세요.

인체 원리에 맞는 식습관을 잡으면 '디톡스'가 더 쉬워질 거예요.

C. 가족력과 건강 상태 파악하기

세 번째로, 가족력과 현재 건강 상태를 파악해야 합니다.

부모님이 앓는 질병이나 내가 가진 질병, 나만의 특징을 알아야 합니다.

예를 들어, 위가 약한데 단백질을 많이 먹는다면 문제가 될 수 있겠죠?

또한, 장내 미생물이 식이섬유를 잘 분해하지 못하면 어떻게 될까요?

장내 미생물이 식이섬유를 분해할 수 있는지 정확히 알기 위해서는 '장내 미생물 검사'를 통해 식이섬유와 단백질 소화 능력을 확인할 수 있어요.

중요한 것은, 약한 장기나 가족력에 따라 먹는 음식을 맞추는 것이에요.

한의학에서는 이를 '체질'이라고 하죠. 나의 체질을 알고 나에게 맞는 음식을 찾는 것은 매우 중요합니다.

D. 운동의 중요성

네 번째로, 운동은 선택이 아니라 필수입니다.

운동은 단순히 다이어트를 위해서만 필요한 것이 아니라, 우리 몸을 건강하게 만드는 매우 중요한 요소예요.

운동을 하면 면역 체계가 강화되고, 혈당 조절이 가능해지며, 근육량이 많아져 에너지 소비가 늘고, 뼈의 강도도 높아집니다.

특히 근육 운동은 심장과 혈관 건강을 유지하는 데 필수적입니다.

하지만 현실적인 운동 계획을 세우는 것이 더 중요해요.

매일 3,000보~5,000보 걷기 같은 간단한 운동부터 시작해 보세요.

거창한 계획보다는 실천 가능한 계획이 성공의 열쇠입니다.

E. 스트레스 관리하기

다섯 번째로, 스트레스를 관리해야 합니다.

스트레스는 일시적으로는 에너지를 제공하지만, 만성적인 스트레스는 다양한 건강 문제를 유발합니다.

만성 스트레스는 장내 미생물에 악영향을 미쳐 면역 기능을 저하시키고, 소화불량, 정신 건강 문제, 수면의 질 저하 등 여러 문제를 일으켜요.

특히, 스트레스는 오토파지를 방해하여 디톡스에도 악영향을 미쳐요.

이런 스트레스를 없애려면 좋아하는 활동을 찾아서 즐겨 보세요.

또한 장내 미생물의 균형이 잡히면 미생물이 생성하는 '짧은사슬지방산'이 스트레스를 억제한다는 연구 결과도 있습니다.

이런 여러 가지 방법을 통해 나만의 스트레스 억제 방법을 찾아보세요.

그러면 디톡스가 한결 쉬워질 거예요.

F. 소셜 서포트 활용하기

마지막으로, 혼자서 하지 마세요.

다이어트는 소셜 서포트를 활용하면 성공 확률이 높아져요. 실제 많은 성공사례들을 보면 다이어트를 함께 하는 동료가 있었다는 거예요.

가족, 친구, 다이어트 커뮤니티와 함께한다면 그 효과는 배가 될 거예요. 서로 격려하고 도우면서 다이어트 루틴을 만들어가면, 식습관이 자연스럽게 고정화됩니다.

자, 이제 다이어트 친구들을 모아 보세요!

카카오톡 방을 만들어 다이어트 여정을 함께 나누고, 친구들과 사진도 공유하고, 서로 응원하며, 재미있는 이야기도 나누세요.

궁극적인 목표는 식습관부터 내 몸을 조절하는 호르몬이 생활의 루틴이 되어 삶에 녹아나는 것입니다.

이것이 진정한 다이어트의 성공입니다.

TIP

나에게 맞는 음식 찾기?

요즘은 피부에 붙이는 방식의 '연속혈당 측정기'가 나와 있어요.

이 측정기를 붙이면 내가 어떤 음식을 먹었을 때 당의 반응을 볼 수 있어요.

예를 들어서 밥을 먹을 때는 포도당 수치가 민감하지 않은데, 특정 과일을 먹을 때, 강력한 스파이크가 일어난다면 이 과일은 내가 조절하는 게 좋아요.

연속혈당측정기(CGMs)를 활용한다면 실시간 혈당 모니터링 기능부터 혈당 수치의 패턴을 분석하고 경고를 통해 음식의 조절이 가능해지고, 장기간의 혈당 데이터를 수집해서 일일, 주간 및 월간 혈당 패턴을 알 수 있어요.

이를 통해 우리는 혈당 수치의 변화 원인을 더 잘 이해할 수 있게 돼요.

가장 중요한 건 특정 음식이나 활동이 혈당에 미치는 영향을 실시간으로 확인할 수 있기 때문에 식사 계획과 생활습관을 더 효과적으로 관리할 수 있다는 겁니다.

글을 마치며

여러분, 이 책을 통해 다이어트의 메커니즘을 충분히 이해하고, 건강한 삶으로 나아가는 길을 함께 걸어왔다는 사실이 정말 기쁩니다.

다이어트는 단순히 체중을 줄이는 것만이 아닌, 우리 몸과 마음의 건강을 챙기는 여정이에요.

우리는 영양소, 식습관, 호르몬 등 다양한 요소들이 어떻게 서로 연결되어 있는지를 배웠어요.

이제 여러분은 자신만의 다이어트 플랜을 세우고, 필요한 정보를 바탕으로 자신에게 맞는 방법을 찾아갈 수 있게 되었어요.

이제 배운 대로 실행할 단계입니다.

처음부터 무리한 것은 실패와 가깝다는 거 아시죠! 우리 몸의 미생물이 내 생활 루틴과 맞춰져 가도록 차근차근 만들어 봐요.

마지막으로, 우리는 모두 함께 몸의 디톡스와 다이어트를 해나갈 동료입니다.

서로 격려하고, 응원하며 함께 걸어가면 더욱 멋진 결과를 만들어 낼 수 있을 거예요.

여러분의 노력이 결실을 얻는 그날까지, 함께 힘내요!

이 책이 여러분의 여정에 작은 등불이 되길 바라며, 앞으로도 계속해서 함께해요!
여러분의 건강한 내일을 응원합니다!

감사합니다!

다이어트
바이블

펴낸날 2024년 12월 10일

지은이 이기수

펴낸이 서영석 | **꾸민이** 이채은·전은정 | **그림** 이예랑

펴낸곳 엠비오북스 | **출판등록** 제 2024-000221 호
주소 경기도 고양시 일산동구 강송로 115, 중앙B/D B102호
이메일 ffa206@naver.com